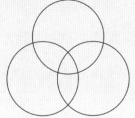

A GRAPHIC GUIDE TO Art Therapy

圖解藝術治療

助人專業者的第一本藝術治療指南

by Amy Eli Huxtable, Dr. Gaelynn P. Wolf Bordonaro, Libby Schmanke, MS

艾美·艾麗·赫克斯特博 / 嘉林·吳爾芙·博多納洛博士 / 麗比·施曼克 著

藝術治療師 / 諮商心理師 江學瀅 譯

〈好評推薦〉

　　藝術治療的知識理論深且廣，這本書使用簡單易懂的文字和有趣的圖畫來說明藝術治療的基本概念，讓人可以在短時間內對於藝術治療領域能夠有個清楚的理解。主題亦從歷史、工作模式、理論取向、特定族群、技巧與引導到衡鑑評估，雖然都是很簡單的文字內容，卻呈現出每個主題要表達的重點，也會讓人在閱讀過程，經由深入淺出的描述，讓人會更想要進一步去了解藝術治療的更深層的內涵，是很值得推薦給新手入門的一本書。

——國立清華大學教育心理與諮商學系副教授　朱惠瓊

　　經過許多人的努力，藝術治療專業在台灣的推廣至今也已超過二十年。有幸看見一本以如此生動有趣方式介紹藝術治療的指南問世，全書讀來，處處充滿了藝術治療平易近人的本質與活力。這本書除了提供對於藝術治療的基礎認識，也加入了許多近年來在藝術治療領域中的新興理論與觀點，相信這是一本符合現今藝術治療師、助人工作者、教師在推廣藝術治療時不可或缺的口袋書。

——臺北市立大學視覺藝術學系藝術治療組助理教授　黃凱嫈

譯者序

　　最初見這本書，來自於專業上的好朋友黃凱嫈老師發來一個訊息，告知新出版的圖解書很有趣。我們爭相買了西文書翻閱，為當中精簡清晰說明藝術治療專業的內容所吸引，更為本書作者圖文並茂的撰述方式感到佩服。誰知一段時日之後，竟有機會翻譯這本可愛的書，也真是要感謝正在翻譯另一本重量級著作的凱嫈老師和商周出版。

　　文字能清楚展現專業內容的脈絡，圖像卻增加了許多閱讀趣味，並幫助讀者理解文字內容，更加快速精簡的傳遞知識之訊息。《圖解藝術治療》這本書便有這樣的特色：圖文並茂，文字精簡，讓讀者快速理解理論脈絡以及具體應用的樣貌。

　　譯者多年在臺灣耕耘藝術治療專業，時常面對學習者各種各樣的問題，其中，最常見的有以下幾類問題。藝術治療的理論根據是什麼？藝術治療是不是像諮商領域那樣有著各種諮商理論的特定技巧和執行模式？藝術治療師跟什麼樣的對象工作？藝術治療師是不是看著人畫畫就知道對方內心想什麼？藝術治療師解讀圖畫嗎？我想要學藝術治療專業，要怎樣接受訓練？我需要會畫畫才能做藝術治療師嗎？我對視覺藝術媒材很不熟悉，這樣能做藝術治療師嗎？學藝術治療是不是要去補習班補繪畫技巧？成為藝術治療師需要哪些學習內容？臺灣哪裡可以進修藝術治療專業？如何獲得臺灣藝術治療學會專業認證？

　　以上問題在每一個繼續教育場合幾乎都會出現，顯見學習者對這個領域的好奇具有同質性。《圖解藝術治療》這本書的內容雖然以美國與英國這兩大培訓藝術治療師的國家之制度為主要敘述內容，卻能清晰地回應前段有關臺灣學習者的多數問題。

　　本書由藝術治療專業簡介開始談起，續談到專業領域發展歷史，接著用比較大比例的篇幅撰述各領域取向及其工作模式。當代藝術治療理論取向相當多元，能與主要的心理諮商理論整合，因此心理分析取向、人本取向、系統取向為書中內容之重點之一，相關的發展理論也佔有一些篇幅。這些心理治療的理論取向相關書籍很容易找到，對助人工作的學習者而言理應是基礎知識，理論發展的層面上也有其脈絡性。每一個理論取向皆具備個別的治療性之哲學思考，帶動不一樣的具體實務操作模式。藝術治療與之整合時，轉化為藝術介入的不同模式，更因藝術的獨特性而增加理論背景帶來的實務操作之多元豐富內容。

　　本書對於工作對象與對象需求的內容整理得非常清楚，書中所舉例之工作對象為藝術治療領域最常見的對象，通常也是能透過藝術獲益的對象。每一個工作對象的說明當中，包含對這個特定族群的心理狀況與心理需求之理解，續論及他們能從藝術當中如何獲益。讀者閱讀之後，必能理解為這些特定族群進行藝術治療時，考量個案需求與個案利益之重要性。

　　最後提及實務工作技巧與各種圖像評估的方式，這段特別提及藝術具有效能但無法量化的特質，因此要讀者特別留意所有的藝術評估皆缺乏實徵研究的事實，得要小心對待。

　　全書內容對入門的藝術治療學習者，能有概括性的理解。對於熟悉此專業的實務工作者而言，內容詳實歸納了專業的多元面向，能補足自己較不熟悉的專業內容。身為譯者，在翻譯過程屢屢為書中具有創意的圖文陳述感到新鮮，驚奇於難以理解的理論也能圖解說明。期望讀者閱讀的過程，也能在學習這個專業的各項細節之餘，帶著欣喜的心情理解這個領域！

目　次

〈好評推薦〉 003
〈譯者序〉 004

〈致謝〉 011
〈作者序〉 013

一、簡介 015
- 什麼是藝術治療？
- 藝術治療的目標有哪些？
- 常見的誤解
- 藝術治療、療癒性藝術、藝術課程
- 為何是藝術治療？
- 三角關係
- 資格
- 教育
- 註冊認證（英國）
- 註冊認證（美國）
- 藝術治療師怎樣工作？
- 工作環境
- 創作工具與媒材

二、歷史 035
- 藝術治療的專業發展
- 灌溉專業的土壤
- 撒種：文獻與期刊
- 撒種：教育與專業認證
- 撒種：認證與證照

三、工作架構與模式 043
- 簡介工作架構與模式
- 性心理發展階段
- 馬勒的發展階段
- 艾瑞克遜的心理社會發展階段
- 皮亞傑的認知發展階段
- 羅恩菲爾的繪畫發展階段
- 魯賓的藝術發展階段
- 格倫布的兒童藝術發展模式
- 表達性治療連續系統
- 發展取向藝術治療

四、理論取向.. 067
  ‧各種理論取向簡介
  ‧心理動力取向
   ──佛洛伊德理論
     治療關係／自由聯想／解析／心靈的三種結構／防衛機轉／佛洛伊德
     取向藝術治療／心理分析取向藝術治療
   ──客體關係理論
     過渡性空間和客體
   ──榮格理論
     原型／定向與非定向思考／積極想像和心靈能量／榮格取向藝術治療
  ‧人文取向
   ──個人中心取向理論
     治療關係／自我導向／馬斯洛的需求層次理論／治療的七個階段／
     個人中心取向表達藝術治療／個人中心取向藝術治療
   ──存在理論
     共通經驗／向度／尋找意義／存在取向藝術治療
   ──完形理論
     完形治療／抗拒接觸／原則／完形藝術治療
  ‧認知與後現代取向
   ──認知行為理論
     認知扭曲／技巧／認知行為取向藝術治療
   ──正念藝術治療
   ──敘事治療
     敘事取向藝術治療
   ──焦點解決理論
     焦點解決取向的原則／焦點解決藝術治療
  ‧靜觀取向
   ──靈性取向
   ──自覺取向
  ‧系統取向
   ──女性主義理論
     介入／多元交織性／女性主義藝術治療
   ──家族治療
     家系圖／家族藝術治療
   ──團體藝術治療
     藝術治療團體的案例／考量／亞隆的療效因子／團體動力／團體藝術
     治療取向
  ‧統整取向
   ──統整的類型
   ──選擇哪一種取向？

目　次

五、特殊族群藝術治療 149
- ‧特殊族群簡介
- ‧兒童
- ‧兒童與青少年性侵害倖存者
  ──性侵害倖存者之案例故事
- ‧自閉症譜系障礙
- ‧注意力失調及過動症
- ‧社會、情緒、行為問題
- ‧學習障礙
  ──學習障礙的案例故事
- ‧青少年
- ‧同志族群和社群
- ‧飲食疾患
- ‧成癮者
- ‧憂鬱症
- ‧醫療場域
- ‧人格疾患
  ──邊緣型人格障礙之案例故事
- ‧思覺失調症
- ‧悲傷與失落
- ‧家暴倖存者
- ‧街友
- ‧退伍軍人
  ──退伍軍人的案例故事
- ‧高齡者
- ‧失智症
- ‧災害應變
  ──災害應變的案例故事
- ‧強制遷移

六、技術和指引 179
- ‧技術和指引簡介
- ‧直接與間接的創作引導
- ‧暖身
- ‧塗鴉和塗鴉遊戲
- ‧克拉瑪的第三隻手
- ‧曼陀羅
- ‧應用色彩
- ‧感覺地圖
- ‧涵容
- ‧自畫像

- 家族畫像
- 拼貼
- 熱縮片
- 數位媒材和科技
- T恤畫
- 視覺日記
- 漫畫和卡通
- 手偶和面具
- 合作畫
- 身體輪廓與描身畫
- 畫橋
- 安全之地
- 島嶼畫
- 畫馬路
- 遊樂園技巧
- 開放畫室

七、評估 209

- 藝術治療評估簡介
- 藝術本位評估
- 藝術治療評估的類型
  —— 收曼人格評估
  —— 系列診斷畫
  —— 魯賓的診斷面談
  —— 家庭藝術衡鑑
  —— 家庭藝術評估
  —— 家庭中心圓圈畫
  —— 家庭動力圖
  —— 鳥巢畫
  —— 學校動力圖
  —— 克拉瑪藝術評估
  —— 屋樹人測驗
  —— 畫人測驗
  —— 畫一個人測驗
  —— 樹上摘蘋果測驗
  —— 臉部表情畫
  —— 西爾摩繪畫測驗
  —— 認知藝術治療評估
  —— 利維克情緒與認知藝術治療評估
  —— 班達完形測驗 II
  —— 舊雜誌照片拼貼
  —— 畫雨中的一個人

目　次

──信仰態度的藝術治療評估
──藝術治療夢評估
──電腦技術整合
・最後的提醒

總結 249
・總結
・特徵和活動
・多元文化的應變能力
・社會運動
・專業認同
・英國的藝術治療培訓學校
・美國的藝術治療培訓學校
・如何找到（美國或英國）藝術治療師
・有用的相關資源

註腳 261
參考書目 276
〈附錄〉臺灣的藝術治療專業之發展 285

致謝

　　我一向喜愛寫作，但自從我認識麗比・施曼克（Libby Schmanke）和嘉林・吳爾芙・博多納洛（Gaelynn Wolf Bordonaro）之後，我更確認自己寫作的價值。麗比和嘉林在我寫這本書的時候，自始至終都很支持。他們幫助我找尋資源，對圖文內容提供批判性的回饋，同時帶領我經歷整個出版過程。我很高興有這樣知識淵博前輩的慷慨鼓勵與協助。

　　我要感謝摩根・佛德・威靈翰（Morgan Ford Willingham）為插圖、設計、製作、校對、編排等提供重要意見，讓這本書具有吸引人的美感。在這部圖像敘說的作品中，插圖的重要性和文字等同，為此我相當開心摩根的回饋。

　　當然，我也一定要向過去寫過這個主題的藝術治療師、心理師、心理健康專業者致謝。當我建構組織這本圖文專書時，很開心從教科書作者、過去曾經發表有關特殊族群研究的理論學者、評量發展者、研究人員等的著作當中學習，感謝他們曾經精簡撰述過一切與藝術治療領域相關的知識。

　　感謝潔西卡・金斯利出版社（Jessica Kingsley Publisher）能接納我的出版計畫，提供出版機會。在此特別要感謝艾倫・格里菲斯（Elen Griffiths）和西蒙・漢斯（Simeon Hance）在本書撰寫過程中的協助。

　　感謝以下單位提供情感上的溫暖支持：

　　感謝恩波利亞州立大學（Emporia State University）服務的同儕，他們現在都是優秀的心理健康專業者：凱特琳・艾卡－艾略特（Kaitlyn Ekart-Eliot）、薇薇安・莫西耶（Vivian Mosier）、溫蒂・林奇（Wendy Lynch）、薩曼莎・「賴瑞」・羅倫斯（Samantha "Larry" Lawrence）、安娜・布林克（Anna Brink）、克萊爾・貝克（Claire Becker）。不但許多學生跟著他們學習專業，我自己也從他們身上學到好多。感謝他們始終激勵我持續學習。

感謝堪薩斯大學馬里亞克校區健康照顧系統的表達性治療團隊：珍妮·格蘭斯基－彼得森（Janet Glenski-Peterson）、珍·推曼（Jane Twyman）、蘿斯·史東（Ross Stone）、貝卡·克魯茲（Becca Kurtz）。你們從未停止每週一次對成書的關懷，至少你們當中有人會問：「你的書現在怎樣了？」或者，在持續一年的期間，你們依然願意聽我說，並且殷切問候。感謝你們提供我有關表達性治療師定義的第一手資料。你們讓人感到愉悅的幽默感支持著我前進。

感謝恩波利亞大學領導與中等教育師資培訓系的人們：崔西·歐文（Trish Irwin）、雅曼達·利基（Amanda Lickteig）、丹·史蒂夫勒（Dan Stiffler）。感謝你們在成書最初階段的支持。

感謝我的另一半葛里翰·馬哈納（Grahm Mahanna），你是我最好的啦啦隊。當我對自己在全書的寫作和插圖能力感到猶豫時，你總是幫助我以正向的眼光看待整件事情。當我為很多細節感到壓力時，你總是幫我後退一步宏觀看全局。感謝你總是相信我並支持我創作的努力。

感謝我的媽媽、爸爸、哥哥、嫂嫂和姪兒們。感謝你們幫助我在成書過程的各項查核工作，用文字語言支持與鼓勵我。

最後，感謝我的貓咪。

作者序

　　回顧2018年，我還是個正在思考要做什麼研究的焦慮研究生，我想確認自己的平面設計背景到底能為自己的研究做些什麼。

　　我諮詢了我的老師麗比‧施曼克和嘉林‧吳爾芙‧博多納洛，經過一些集思廣益的討論後，他們建議我寫一份具教育性質的圖解藝術治療故事，我沒多問也沒想太多，很快就開始這項工作。我的意思是，有機會為這個專業畫插畫，也能寫些幽默有趣的對話幫助人們學習這個專業，這件事實在是太棒了！

　　搜尋部分具有教育性質的圖解文字資源後，我更理解圖解說明對這個領域的價值。我不會直接詮釋與說明我對各種理論的理解，而是附註並提供所有的參考文獻給讀者。

　　為了能在實務工作上符合倫理，藝術治療師接受嚴格的研究所訓練。藝術治療課程包含許多不同的跨領域主題和概念，其中有些很難透過教科書單獨的理解。圖解文字的簡潔訊息和幽默特質，提供學生有效的學習內容與資源。根據一些研究證據，圖解文字是幫助訓練中的藝術治療師教育需求的有效工具。

　　一開始我設定本書是寫給大學部和研究所學生，現在依然適合這個族群閱讀，這本書同時反映我對藝術治療這個領域的發現。我曾經擔任平面設計師兩年，開始對此工作失去靈感並感到厭倦。我不想迷失於創造性領域當中，但我深知自己無法於這樣的情境之下持續工作。找到藝術治療之前，我在網路上到處遊走。

　　當我與恩波利亞州立大學的同事談起這件事，我知道自己的故事並非單一事件。多數的同事在進入研究所就讀之前，都不知道藝術治療到底是什麼。聽到的多半是這樣：「嗯……我喜歡藝術，也想要助人……所以我就在這裡了。」

　　我的猜測是，雖然藝術治療是一個成長中的新興領域，這個專業並不存在於多數人的理解當中。希望這本畫了插圖又有簡潔文字的書籍，不難理解又能吸引有興趣的讀者。

　　當然，我更期待本書能提供還不認識藝術治療，但喜愛藝術又想助人的年輕人，更加了解這個專業領域。

簡介

嗨，你好嗎？

我猜你翻開這本書是為了能更加了解藝術治療。

也許你是一個就讀藝術治療研究所的研究生！
閱讀本書對你很好！

或者……

你未來想要念藝術治療？

你的朋友是藝術治療師，
你不大知道他們在做什麼，
可是你想要支持你的朋友？

喜歡這本充滿插圖的書？
誰不喜歡這種書呢？

不管你被本書的
哪些部分吸引……歡迎翻閱！

讓我們從一般概述開始了解
藝術治療吧！

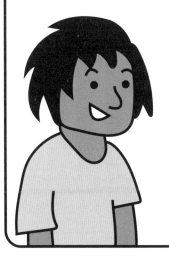

什麼是藝術治療？

藝術治療是一種心理健康專業，培訓藝術治療師與具有個別目標需求的對象工作。藝術創作在此的意義是自我表達、涵容和溝通。

藝術治療師的工作對象包括所有的年齡層……[1]

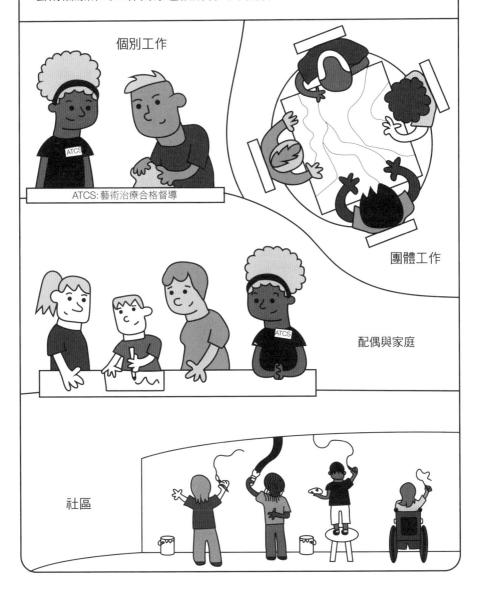

藝術治療的目標有哪些？

為了達到個人或關係性質的目標，藝術治療師和工作對象在工作過程中需要建立治療性的關係。

以下是一些常見的目標。[2]

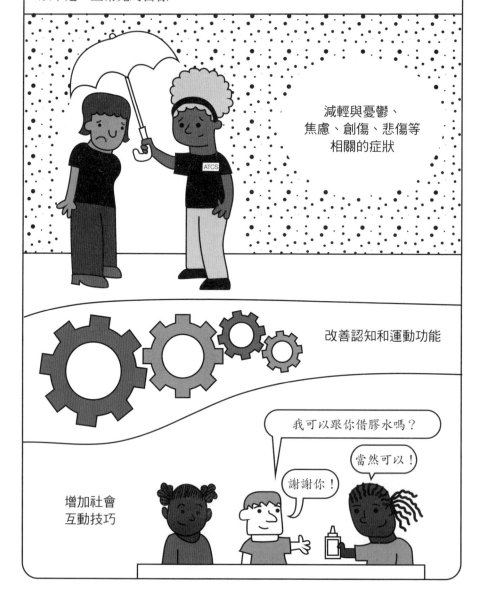

藝術治療的目標有哪些？

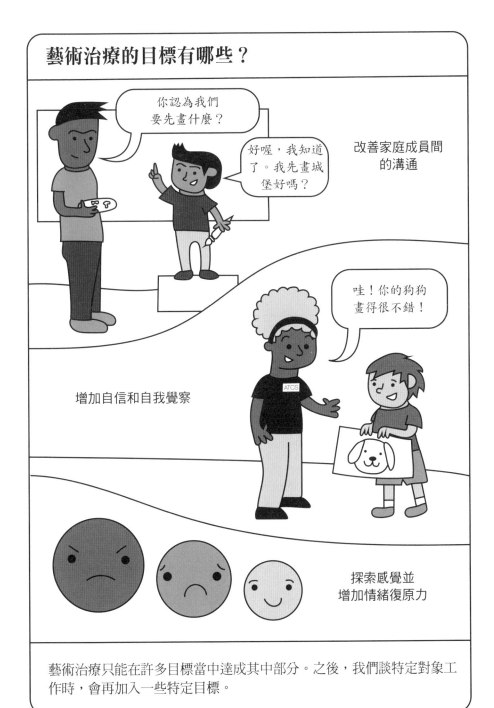

藝術治療只能在許多目標當中達成其中部分。之後，我們談特定對象工作時，會再加入一些特定目標。

常見的誤解

藝術治療這個發展中的專業時常被誤解。[3]藝術治療師和受訓中的藝術治療師可能都聽過以下一些有問題的陳述。弄清楚這些誤解，才能準確描述這個專業。

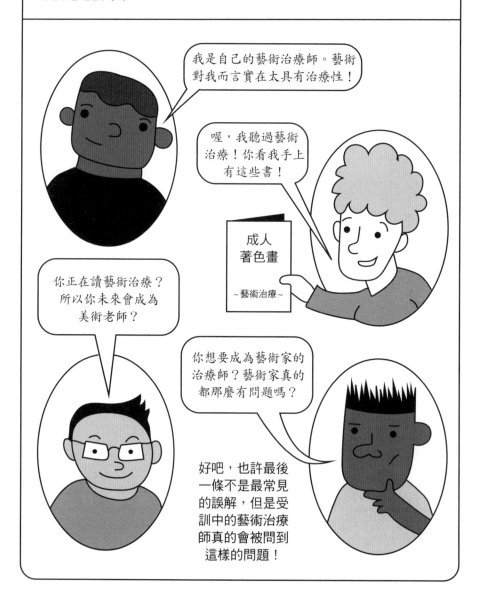

藝術治療、療癒性藝術、藝術課程

我們回顧一下人們所說的「常見的誤解」這一頁。他們似乎無法分辨藝術治療、療癒性藝術、藝術課程。雖然這三者確實有部分的意義是重疊的，重要的是要了解三者的差異。

底下這個圖表[4]可以幫助我們釐清混淆。

藝術治療
• 由藝術治療師催化創作
• 建立治療性質的關係
• 應用評估方法
• 具有治療性的目標
• 保密的環境

• 自我表達
• 動態性的活動
• 學習藝術表達技巧

療癒性藝術
• 由教師、輔導員
　或自己催化創作
• 聚焦於歷程

藝術課程
• 由教師催化創作
• 具有師生關係
• 聚焦於學習技巧
　或精進美感能力

喔喔喔喔喔喔喔喔喔喔喔喔喔喔喔喔喔喔……

為何是藝術治療？

著名的藝術治療學者魯賓（Rubin）為藝術治療畫了概要的輪廓，說明為何視覺藝術在治療歷程中是有利的。[5]

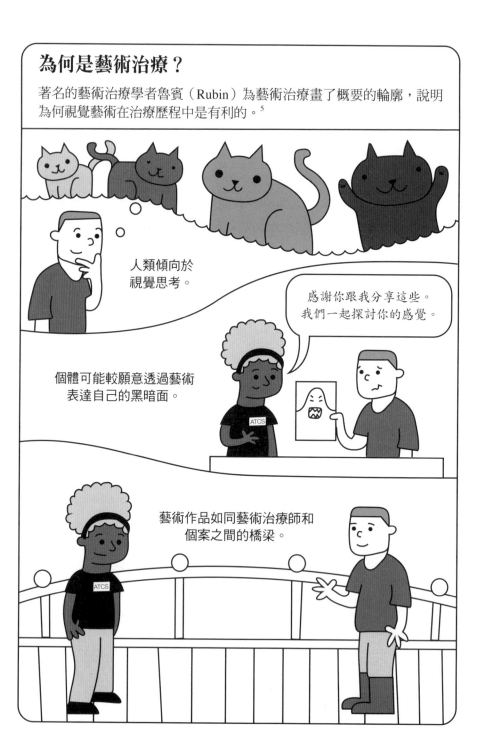

為何是藝術治療？

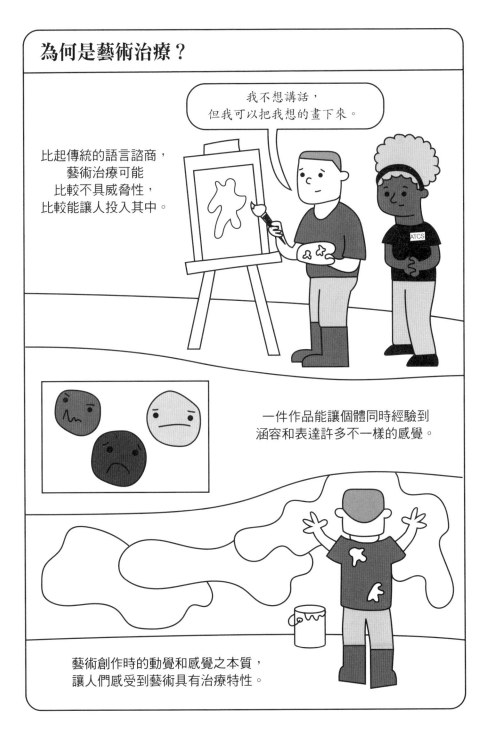

三角關係

藝術治療和其他形式的治療不一樣，因為藝術治療需要一個三方歷程。[6]
我們來看看這個歷程怎樣運作。

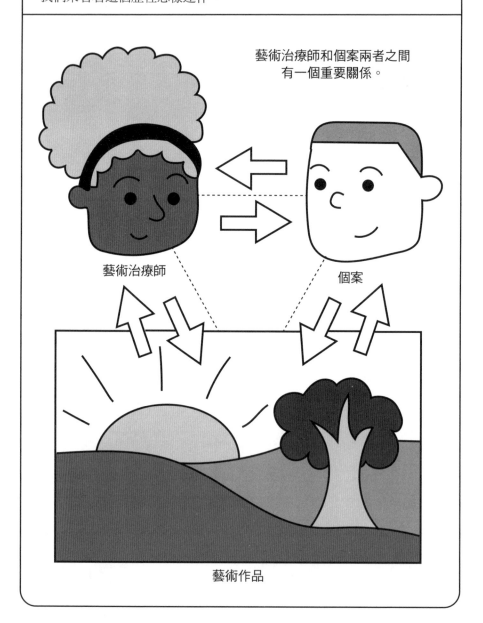

藝術治療師和個案兩者之間
有一個重要關係。

藝術治療師　　　　　　　個案

藝術作品

資格

藝術治療師被訓練成同時是治療師和藝術家，他們必須在開始工作前完成碩士學位。[7]我們來看看以下這些候選人哪一個才夠格從事藝術治療。

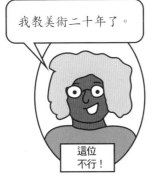

擁有藝術教學經驗很棒，但藝術治療師從事實務工作前完成藝術治療碩士學位是必要的條件。

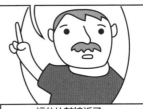

身心健康相關專業者能應用藝術於他們自己的專業中，但這不表示他們就是藝術治療師。

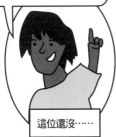

有些線上課程誇大指稱能在短期課程中教會藝術治療。這可能是一個拓展專業的開始，但並不會讓這位學習者立刻學會藝術治療實務。

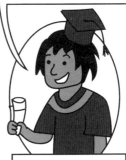

這位贏了！

教育

藝術治療師需要接受什麼樣的教育？

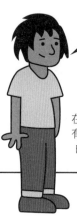

> 我主修藝術，但我選了不少心理學學分，學分數符合藝術治療碩士學位要求了。

> 我大學畢業時是心理學和藝術創作雙學位。

大學部必備的學習背景

在美國，學習者通常在大學時期主修心理學或是藝術專業，有時候則是主修社會學或教育。這類學習者可能需要在自己的主修學分之外，多選修一些申請碩士學位的必要科目。[8]

在英國，碩士學位申請者來自各種不同的學習背景。許多申請者擁有藝術相關的大學學歷，但也會考慮收教師、社工師，和其他專業背景的學生。[9]

研究所教育

碩士班學生需要學習視覺藝術創作的方法、各種理論和工作取向，並應用於藝術治療實務。他們要學會在藝術治療過程催化創作，執行評估與研究等。

學生必須接受對於多元、平權、包容等概念批判思考的基本訓練，因為多數藝術治療師在跨文化情境之下工作。

碩士班的學習包括實際的體驗式學習。一般而言，美國的藝術治療碩士層級訓練，畢業前至少需要 700 小時接受督導的實習時數。[10]

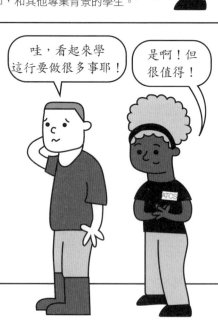

> 哇，看起來學這行要做很多事耶！

> 是啊！但很值得！

註冊認證（英國）

在英國，藝術治療師能夠合法進行實務工作之前，必須向健康照顧專業理事會（Health and Care Professions Council, 以下簡稱HCPC）註冊認證。我們來看一下這件事的運作過程。[11]

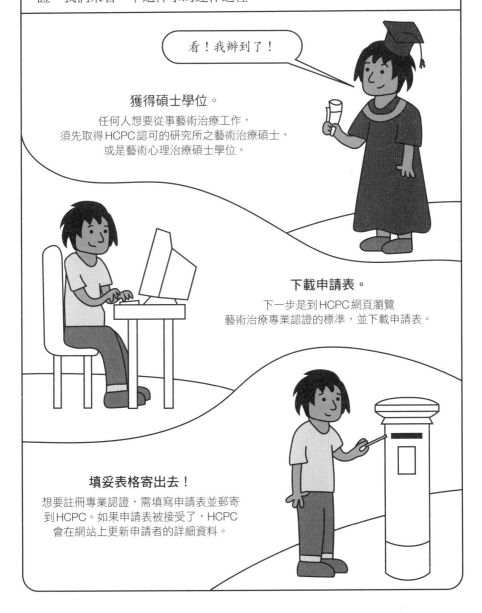

看！我辦到了！

獲得碩士學位。

任何人想要從事藝術治療工作，
須先取得HCPC認可的研究所之藝術治療碩士，
或是藝術心理治療碩士學位。

下載申請表。

下一步是到HCPC網頁瀏覽
藝術治療專業認證的標準，並下載申請表。

填妥表格寄出去！

想要註冊專業認證，需填寫申請表並郵寄
到HCPC。如果申請表被接受了，HCPC
會在網站上更新申請者的詳細資料。

註冊認證（美國）

美國國家藝術治療認證由美國藝術治療證照委員會（Art Therapy Credentials Board，以下簡稱ATCB）主導。申請程序可能在研究所畢業之後立即進入ATR註冊前的準藝術治療師（ATR-Provisional）的先備流程，或是在ATR的帶領經驗之下獲取研究所畢業後的工作經驗。[12]

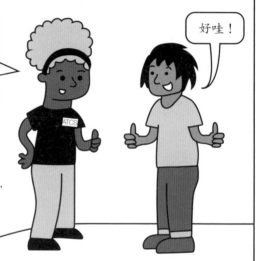

ATR-Provisional
ATR註冊前的準藝術治療師

註冊成為註冊藝術治療師之前，
可以在碩士畢業後先註冊這個等級，
或是在與合格的藝術治療督導
建立穩定關係之後，
註冊這個等級。

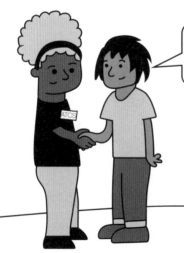

ATR
註冊藝術治療師

藝術治療碩士畢業後要在工作經驗中
接受一段時間督導，便可以註冊
成為註冊藝術治療師。

註冊認證（美國）

ATR-BC
註冊暨認證藝術治療師

這是最高層級的藝術治療專業認證，需要通過藝術治療國家考試才能獲得。取得證照之後必須保持繼續教育。

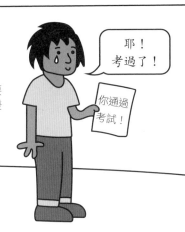

耶！
考過了！

你通過
考試！

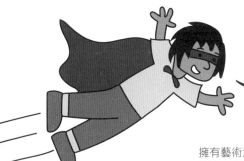

哈哈！高興得飛起來了！
我知道所有這些求學過程
的付出都很值得！

ATCS
藝術治療合格督導

擁有藝術治療證照委員會ATR-BC證照資格的專業工作者，可能想要申請合格督導資格，證明美國藝術治療證照委員會認可這個人的督導能力。

還有還有……

基本上，擁有專業督導資格的人，有能力以專業熟練度**督導**實習生和新手藝術治療師。

喔！這太酷了！

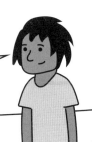

藝術治療師怎樣工作？

以下是英國藝術治療師學會[13]和美國藝術治療學會[14]認定之藝術治療師工作的不同場域。

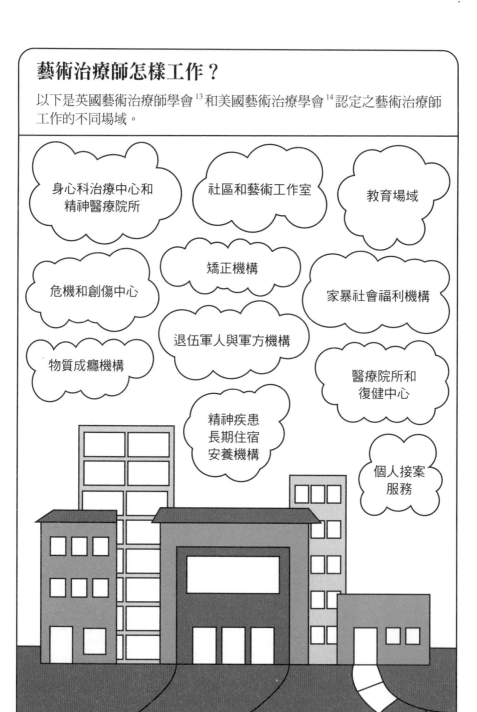

工作環境

藝術治療師工作時，需為工作對象保有一個支持性的治療環境。同時，必須考量身體在環境中的舒適感，例如合適的光線、乾淨的工作桌面、整齊分類的媒材等。[15]

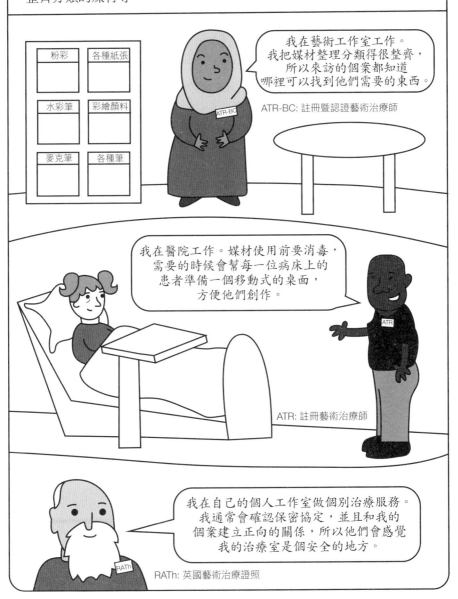

創作工具與媒材

藝術治療師熟悉各種媒材，也能隨時了解新媒材的狀況。魯賓建議，藝術治療師對於能提供工作對象想要應用媒材譜系中的哪個區段要心裡有數。[16] 考量媒材應用時，工作對象的需求是最重要的事情。

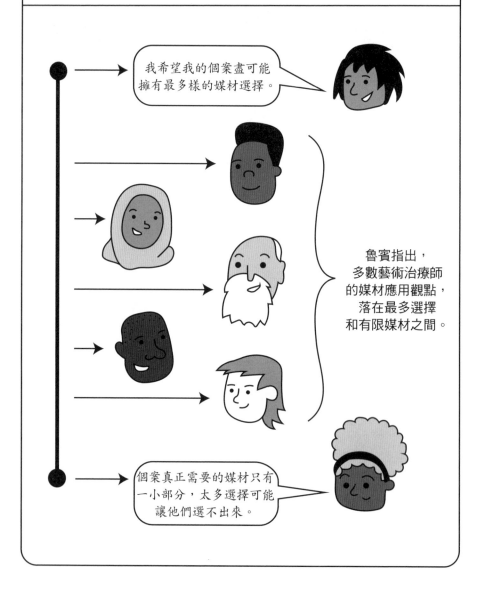

我希望我的個案盡可能擁有最多樣的媒材選擇。

魯賓指出，多數藝術治療師的媒材應用觀點，落在最多選擇和有限媒材之間。

個案真正需要的媒材只有一小部分，太多選擇可能讓他們選不出來。

創作工具與媒材

藝術治療師在工作之前會考量對象需要，再決定要提供什麼樣的媒材。

穆恩（Moon）說明個人經驗和社會影響形成個體對於媒材應用時的聯想，所有媒材皆會連結到過去的經驗。[17]

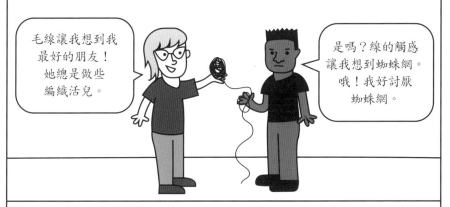

學者朗加滕（Landgarten）認為，創作媒材可能是一個
連續系統排列的概念。[18]

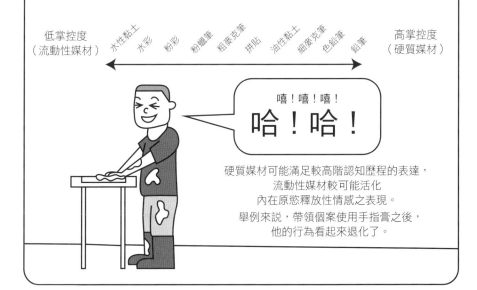

創作工具與媒材

哪些是藝術治療師用於實務工作中的創作媒材？[19]

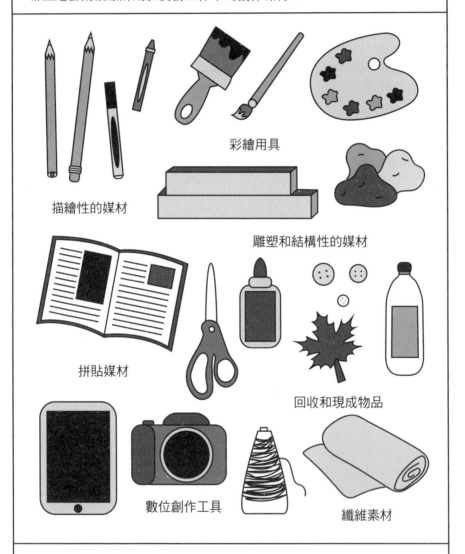

彩繪用具

描繪性的媒材

雕塑和結構性的媒材

拼貼媒材

回收和現成物品

數位創作工具

纖維素材

在考量表達性治療連續系統之工作模式的狀況下，藝術治療師通常會提供特定個案某些特別選出來的媒材。我們在工作模式這一章會談更多有關這個架構的理論。

註：表達性治療連續系統（Expressive Therapies Continuum）是藝術治療觀點之媒材架構，參考閱讀：Hinz, L. D.（2018）。表達性藝術治療連續系統：運用藝術於治療中的理論架構。台北：洪葉文化。

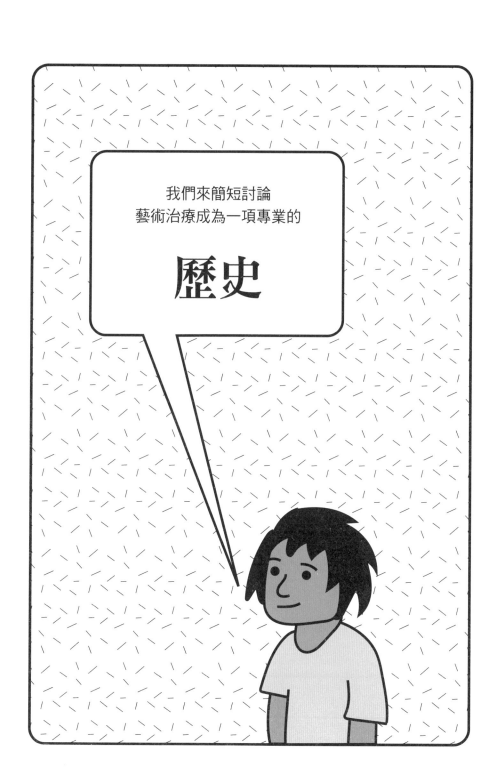

藝術治療的專業發展

魯賓以花園作為隱喻，說明藝術治療專業的起始與持續成長。這一段我們將從藝術治療先驅學者播種這個專業談起，並論及將藝術治療耕耘成為一個真正的專業。[1]

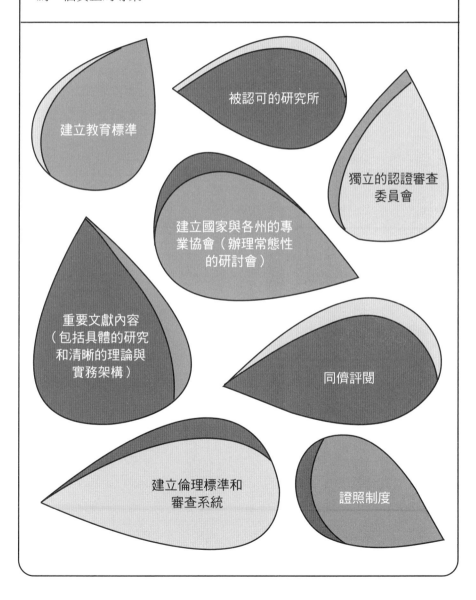

建立教育標準

被認可的研究所

獨立的認證審查委員會

建立國家與各州的專業協會（辦理常態性的研討會）

重要文獻內容（包括具體的研究和清晰的理論與實務架構）

同儕評閱

建立倫理標準和審查系統

證照制度

灌溉專業的土壤

雖然藝術治療先驅學者在專業花園播種，但在一些特定狀況下，部分活動和事件需要先獲得養分灌溉。

19世紀晚期和20世紀初期，佛洛伊德和榮格讓潛意識的概念變得大眾化。夢意象和內在符號成為通往藝術治療的康莊大道。

大約同期間，有些精神科醫師對藝術應用於患者產生高度興趣。他們發現這些患者創作是為了因應個人的心智症狀。顯而易見的是，這些患者的語言受限，他們展現的圖像有利於表達。[2]

臨床心理師應用藝術始於投射測驗。除了被評估目的的圖像測驗所吸引之外，受過分析訓練的專業人員被具有心理治療意義的事物吸引是很正常的。[3]

治療性質的藝術教育之發展同樣滋養了這個專業。藝術教育者相信，創造性質的經驗對於健康發展至關重要，所以他們強調支持自發性創作表達的方法更甚於嚴謹的創作規範。

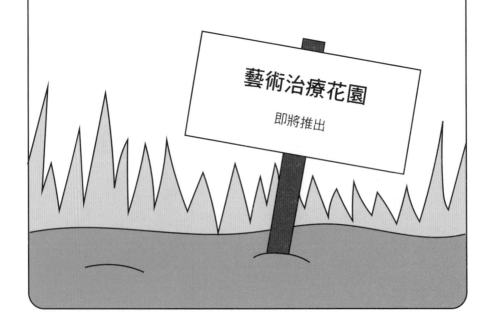

藝術治療花園

即將推出

撒種：文獻與期刊

1940年代以前，土壤已經施肥了，需要熱情的園丁撒種。

瑪格莉特‧諾堡（Margaret Naumburg）和依蒂斯‧克拉瑪（Edith Kramer）是本領域兩位最重要專業推手。兩位皆來自於心理分析背景，但強調藝術治療的不同工作取向。克拉瑪聚焦於藝術歷程能導向昇華作用發生，諾堡聚焦於動力取向的藝術治療，將藝術視為象徵性圖像表達的符號。[4]

阿德里安‧希爾（Adrian Hill）在1942年創造了藝術治療這個詞。[5]

最後，這個詞成為大家偏好的專業領域詞彙。[6]

最初撒下的一些種子，包括以專業和研究為基礎的文獻，例如：

1941-1947　瑪格莉特‧諾堡在心理學期刊發表案例研究

1945-1951　阿德里安‧希爾寫了兩本書

1950-1956　瑪格莉特‧諾堡寫了三本書，也寫了數本書的部分章節

1958-1979　依蒂斯‧克拉瑪寫了三本書和許多開創性的文章[7]

1961　　　伊莉娜‧攸曼（Einor Ulman）、波納爾‧賴維（Bernard Levy）創立第一份專業期刊，《藝術治療會訊》（*The Bulletin of Art Therapy*，後來改名為《美國藝術治療學刊》〔*American Journal of Art Therapy*〕）[8]

1966　　　瑪格莉特‧諾堡出版著作《動力取向藝術治療》（*Dynamically Oriented Art Therapy*）[9]

1973　　　學術期刊：《藝術心理治療》（*Art Psychotherapy*，現稱為 *The Arts in Psychotherapy*）[10]

1985　　　學術期刊：《加拿大藝術治療學會學刊》（*Canadian Art Therapy Association Journal*）[11]

1983　　　學術期刊：《藝術治療：美國藝術治療學會學刊》（*Journal of the American Art Therapy Association*）[12]

1996　　　學術期刊：《*Inscape*》[13]（現稱為《國際藝術治療學刊》〔*International Journal of Art Therapy*〕）

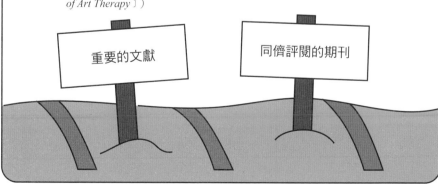

重要的文獻

同儕評閱的期刊

撒種：教育與專業認證

接下來這兩頁，我們來追溯藝術治療教育和專業學會的發展。[14]

1957 羅傑・懷特（Roger White）在路易維爾大學建立第一個藝術治療研究所

1964 英國藝術治療學會成立

1967 米拉・利維克（Myra Levick）創立哈內曼醫學院（Hahnemann Medical College）的藝術治療研究所（現改名為卓克索大學〔Drexel University〕）

1968 美國藝術治療學會成立前的費城會議

1969 美國藝術治療學會成立，羅傑・懷特是第一任理事長

1969 偉恩・拉米雷斯（Wayne Ramirez）成立威斯康辛藝術治療學會，擔任第一任理事長

1970 第一屆美國藝術治療學會年會

1970 克莉絲汀・王（Christin Wang）擔任第一屆美國藝術治療學會年會主席

1970 克利夫・約瑟夫（Cliff Joseph）是成立普拉特藝術學院（Pratt Institute）藝術治療研究所的教師之一

1971 伊莉娜・攸曼（Elinor Ulman）和波納爾・賴維（Bernard Levy）成立喬治華盛頓大學藝術治療研究所

1973 美國藝術治療學會設立了教育標準

1973 海倫・朗加滕（Helen Landgarten）在聖母無玷聖心書院（Immaculate Heart College）成立藝術治療研究所，隨後這個研究所移轉到羅耀拉瑪麗蒙特大學（Loyola Marymount University）

1973 羅伯特・奧特（Robert Ault）在恩波利亞州立大學成立藝術治療研究所

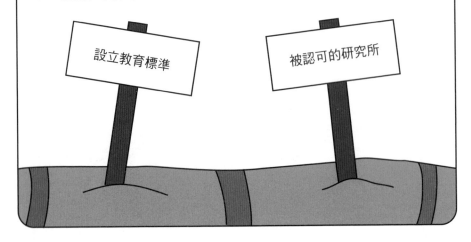

設立教育標準　　被認可的研究所

撒種：教育與專業認證

1973　露西爾・范雀（Lucille Venture）協助發展美國藝術治療學會發展特別委員會，鼓勵少數族群就讀藝術治療

1975　成立教育與訓練委員會（The Education and Training Board，簡稱ETB），此機構後來改稱教育認證委員會（Education Program Approval Board）

1975　第一批被教育與訓練委員會認可的藝術治療研究所：哈內曼醫學院、羅耀拉瑪麗蒙特大學、喬治華盛頓大學、紐約大學等學校的藝術治療研究所

1977　露西爾・范雀完成博士論文《藝術治療經驗中的黑色脈動》（The Black Beat in Art Therapy Experiences）。他是美國第一位寫出藝術治療博士論文的學者

1978　有色人種的藝術治療師開始倡導多元文化的能力

1981　哈里特・維德森（Harriet Wadeson）創立位於芝加哥的伊利諾大學之藝術治療研究所

1990　查理斯・安德森（Charles Anderson）是創立馬賽克社群（Mosaic Committee）的首位主席。這個機構後續改名為多元文化社群（Multicultural Committee）

2003　哈里特・維德森（Harriet Wadeson）在西北大學成立了碩士後藝術治療研究所

2009　美國藝術治療學會條列了33所被認可的藝術治療研究所

2020　英國藝術治療學會條列了10所被認證的藝術治療研究所

2020　美國藝術治療學會條列了12所達標準的藝術治療研究所

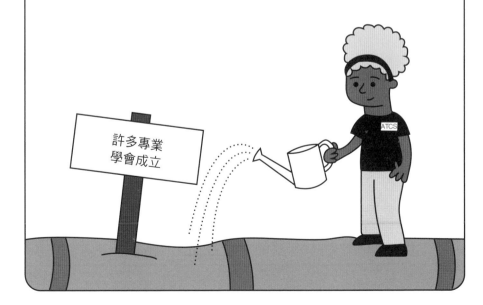

許多專業
學會成立

撒種：認證與證照

以下是藝術治療專業發展認證與證照的幾個重要時間。[15]

1970　美國藝術治療學會的會員投票決定開始專業認證之註冊藝術治療師（ATR）的制
　　　度（Art Therapist, Registered）
1993　美國藝術治療證照委員會（ATCB）開始管理註冊藝術治療師（ATR）和註冊暨認
　　　證藝術治療師（ATR-BC）
1993　新墨西哥州建立第一個州政府證照法案
1994　註冊暨認證藝術治療師（ATR-BC）如預期的成為更進階的專業證明
2010　三個州認可藝術治療執照認證（和一般身心健康專業有所區別）：新墨西哥州、
　　　密西西比州、肯塔基州
2020　華盛頓哥倫比亞特區（Washington D.C.）和另外八個州認可特殊的藝術治療證照：
　　　康乃狄克州、德拉瓦州、紐澤西州、新墨西哥州、肯塔基州、密西西比州、馬
　　　里蘭州、奧勒岡州。以下各州則將藝術治療證照整合於其他相關證照之下：紐約
　　　州、賓州、德州、猶他州、威斯康辛州、亞利桑那州、路易斯安那州、新罕布夏
　　　州。如此一來，藝術治療師這個名稱是被州政府認證的。

臨床證照代表這個專業被認可，更幫助畢業生能獲得聘任。取得州政
府認證是困難的，因為這是經濟與政治議題。有些州承認藝術治療師
這個特殊名稱的證照，有的州則將藝術治療師認證放在現有相關證照
之下。目前美國藝術治療學會持續倡導專業認證所需具備的專業規
範。[16]

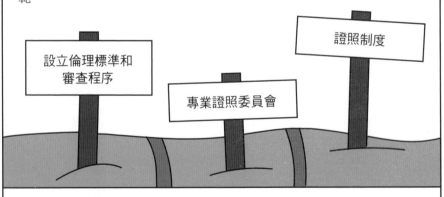

我們後續會繼續探究藝術治療花園成長的一切！現在，我們來看看一
些發展出來的工作模式。

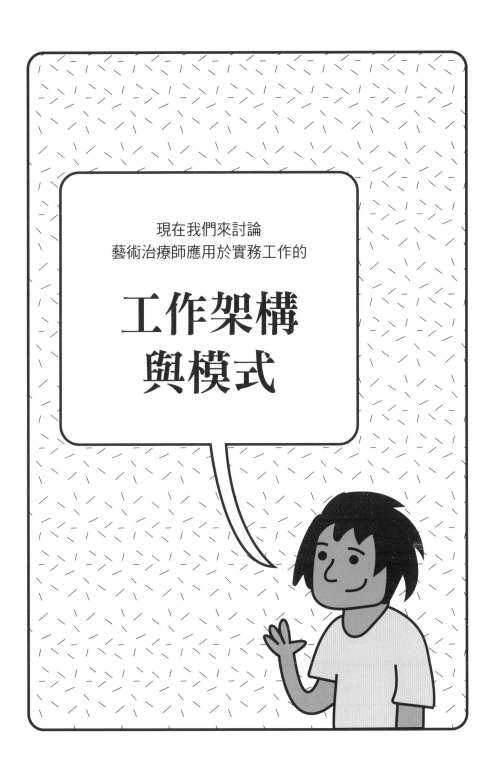

簡介工作架構與模式

這一章會討論不同理論的發展取向工作模式。藝術治療師理應對認知、情緒、社會、藝術等各層面的個體發展理論擁有完整的知識，所以他們能辨識個案與一般典型發展比對之下的特殊狀況。[1]

藝術治療師需了解人類發展，這是為了避免將個案病徵化，同時能為工作對象建立適切的治療計畫和目標。[2]這個原則可應用於所有工作對象身上，不只是兒童[3]或發展障礙的個體。[4]

為何有這麼多不一樣的工作模式？我們能不能只用一種？

雖然不同理論的發展觀點很不一樣，都強調人們外在經驗的心理歷程。[5]藝術治療師可以選擇不同的模式，使用統整的方法。

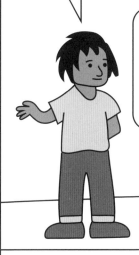
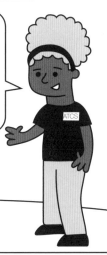

原來如此！為什麼我們想了解個案的問題，就得要知道個案的發展狀況呢？

魯賓說：
「個體發展不完整的真實情況，會讓他們無法因應生活的真實情境。」[6]

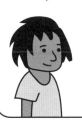
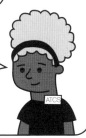

性心理發展階段

我們從古典的發展觀點談起，先來聊聊佛洛伊德的性心理發展階段。[7]

口腔期（0-1歲）
此時的個體最在意有沒有被餵飽。

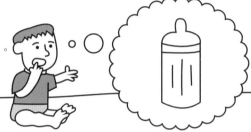

肛門期（1-3歲）
此時的個體正經驗如廁訓練、
開始走路、學講話。
爸爸媽媽在這個階段要
時常支持和鼓勵寶寶。

我要去便便！

性器期（3-6歲）
這時候的小朋友可能會想要跟
相對性別的爸爸或媽媽結婚，
但他們會自己為這件事情找到答案，
隨即認同和自己同性別的爸爸或媽媽。

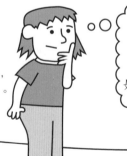

爸爸是好人！
我想要跟他結婚！
嗯……可是……
媽媽已經嫁給他了。

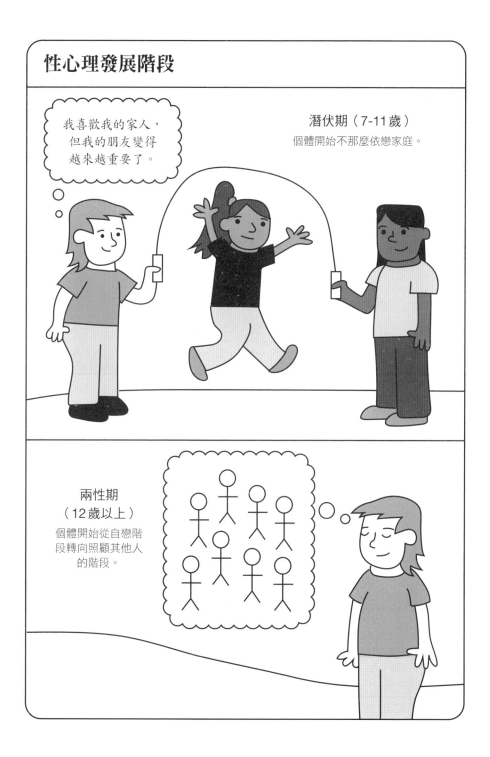

馬勒的發展階段

馬勒（Mahler）的發展聚焦於生命的前三年，她的理論認為孩子受到媽媽的影響很多。[8]

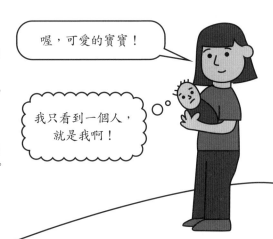

共生階段（Symbiosis）
0-5個月

這個時候的寶寶只關注自己，
他們無法區辨自己和
媽媽是不同的個體。

這個階段的媽媽和寶寶利用
彼此發出的非語言線索溝通。

> 喔，可愛的寶寶！

> 我只看到一個人，
> 就是我啊！

分離個體化階段
（separation / individuation）
5-24個月

寶寶這時候開始知道媽媽和
自己不是同一個人，媽媽是媽媽。
寶寶開始建立他們自己的認同，
雖然認同持續發生在
整個人生階段中。

> 我是我自己了，
> 但我還是
> 媽媽的粉絲！

接下來幾頁，我們來談談分離個體化階段的三個子階段。

馬勒的發展階段

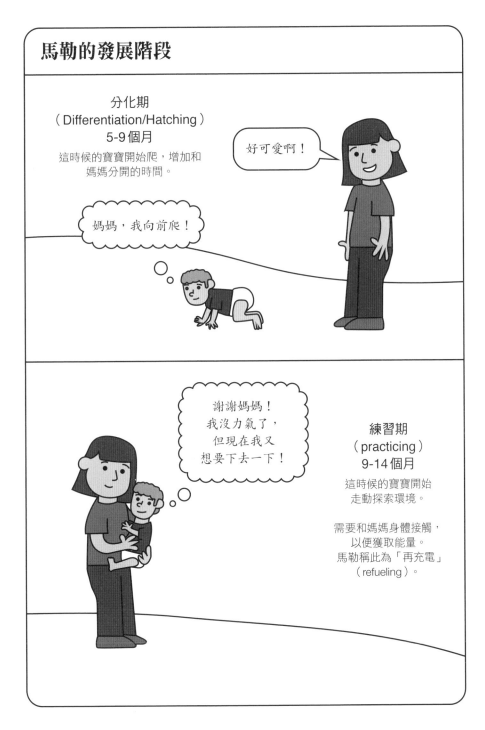

馬勒的發展階段

接近期
（Rapprochement）
14-24 個月

這個階段的孩子知道他們是和媽媽分開來的獨立個體，這是很開心卻也有點可怕的事情。他們一下子想要離開媽媽身邊探索環境，一下子又想要回來黏著媽媽。

這時候的孩子喜歡玩躲貓貓遊戲，有時候躲起來，有時候又一下子跑開，跑開的時候，他們常常回頭看媽媽還在不在，像是邀請媽媽要跟在他們後面。

童年早期階段的發展包括了分離自我防衛（ego defense of splitting）：兒童此時無法概念化母親這個客體，尤其較無法理解母親相對的涵容表徵（媽媽會擁抱撫慰，也會生氣吼叫。）

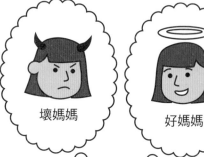

壞媽媽　　好媽媽

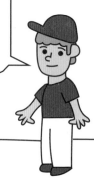

媽媽沒有跟我一起上學，可是沒有關係，我回家就會看到她了。

恆定期（Consolidation, 個體化和情緒客體兩者整合的恆定階段）
24-36 個月

此階段兒童能創造出一個母親的心智意象，媽媽不在身邊的時候提供自己舒適感。這個階段的個體能發展出一個與母親區隔出來的個體性格，分離焦慮似乎就這樣解決了。

艾瑞克遜的心理社會發展階段

艾瑞克遜（Erik Erikson）[9]延伸佛洛伊德的性心理發展階段，把發展區分為八個階段。艾瑞克遜為每一個階段設立了兩個矛盾的概念，為了成為社會適應的成員，個體需要解決兩個相對概念帶來的挑戰，但是個體不一定需要完成一個階段的挑戰才能進入另一個階段。

專有名詞指引

德性（virtue）：這個概念指的是個體在每個階段能成功的處理階段任務。

適應不良（maladaption）：如果主要照顧者太介入個體的發展，可能導致適應不良。

惡性發展（malignancy）：如果主要照顧者忽略或否定個體，則有可能導致惡性發展。

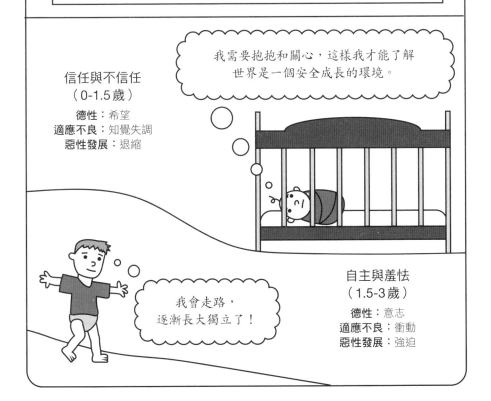

信任與不信任
（0-1.5歲）

德性：希望
適應不良：知覺失調
惡性發展：退縮

我需要抱抱和關心，這樣我才能了解世界是一個安全成長的環境。

我會走路，逐漸長大獨立了！

自主與羞怯
（1.5-3歲）

德性：意志
適應不良：衝動
惡性發展：強迫

艾瑞克遜的心理社會發展階段

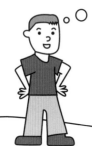

我正在學習道德因果，並了解自己可以做到什麼，什麼是做不到的。

主動與愧疚
（3-5歲）

德性：決心
適應不良：無情
惡性發展：抑制

勤奮與自卑
（5-12歲）

德性：勝任
適應不良：喜好狹隘
惡性發展：惰性

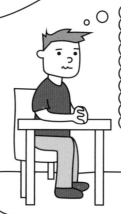

我正學習怎樣在學校表現好一些，但有時候我覺得自己比不上別人，需要爸媽和老師的鼓勵。

朋友同儕的意見變得越來越重要，和社會標準比起來，常常讓我想到
「我是誰？」
這個問題……

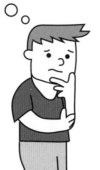

認同與角色混淆
（12-20歲）

德性：忠誠
適應不良：狂熱
惡性發展：否認

艾瑞克遜的心理社會發展階段

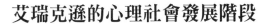

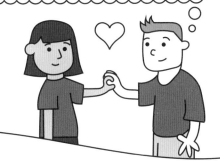

我正學習排除差異，
所以我可以擁有成功的親密關係。

親密與孤立
（20-35歲）

德性：愛
適應不良：放蕩
惡性發展：排外

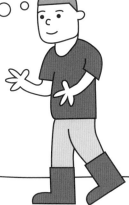

我關心下一代。

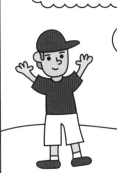

繁衍與遲滯
（35-55歲）

德性：關懷
適應不良：過度延伸
惡性發展：拒絕

自我統整與悲觀沮喪
（55歲以上）

德性：智慧
適應不良：傲慢
惡性發展：鄙視

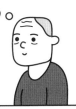

我滿意我的人生成就。

皮亞傑的認知發展階段

皮亞傑（Jean Piaget）[10]研究個體的心智歷程和認知發展，設定了發展的四個階段。他的理論認為，智能發展發生在個體適應外在世界的過程。

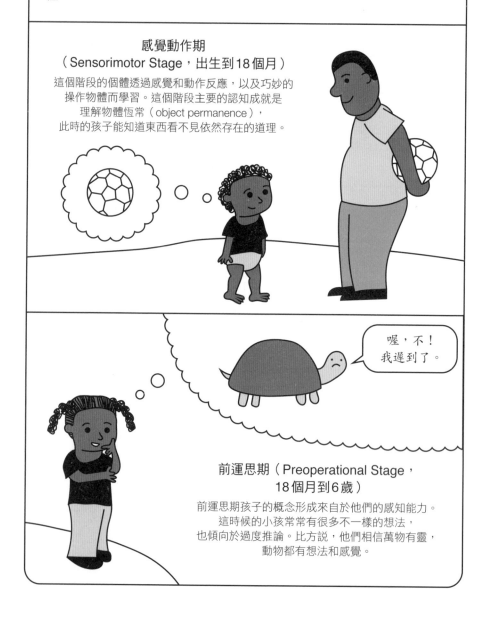

感覺動作期
（Sensorimotor Stage，出生到18個月）

這個階段的個體透過感覺和動作反應，以及巧妙的操作物體而學習。這個階段主要的認知成就是理解物體恆常（object permanence），此時的孩子能知道東西看不見依然存在的道理。

喔，不！我遲到了。

前運思期（Preoperational Stage，18個月到6歲）

前運思期孩子的概念形成來自於他們的感知能力。這時候的小孩常常有很多不一樣的想法，也傾向於過度推論。比方說，他們相信萬物有靈，動物都有想法和感覺。

皮亞傑的認知發展階段

具體運思期
（Concrete Operational Stage，6-12歲）

這時期的小孩能根據邏輯推理，
靠著熟悉的具體經驗理解事物。
他們有序列順序（seriation）的能力，
能夠把物件分類和排序。

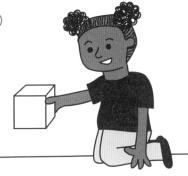
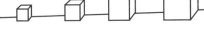

形式運思期
（Formal Operational Stage，12歲以上）

這個階段的個體有能力進行概念化思考和
假設推理。他們也很容易相信一些不會發生在
他們身上的事情，例如想像每個人都看著他們。

大家都盯著
我臉上的大痘痘！

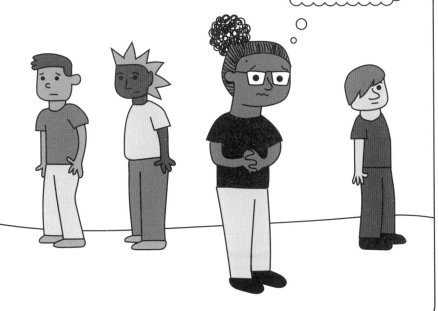

羅恩菲爾的繪畫發展階段

維克多・羅恩菲爾（Viktor Lowenfeld）研究兒童繪畫心智發展六個階段的圖像特徵。[11]第一個階段的開始時間具有個別差異，但這個理論提供一般兒童發展狀態的指引。**很重要的是，不應該用這個階段發展作為診斷任何特定兒童，或是做為兒童之間圖畫發展比較的標準。**

塗鴉期（The Scribbling Stage）：一般是2歲左右開始

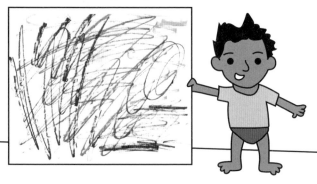

筆下線條的動態感是這個階段最重要的特色。塗鴉行為一開始毫無組織，但越來越有秩序，線條也能成為封閉形狀。

前樣式化時期（The Preschematic Stage）：一般是3-4歲開始

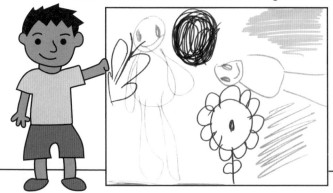

這個階段的特色是起始於有意識的描繪造型。一般而言，第一個畫出來的形狀是一個圓圈加上兩條垂直線的人物造型。兒童自此持續進行新的造型實驗，各種造型開始浮現於紙張上面。

羅恩菲爾的繪畫發展階段

樣式化時期（The Schematic Stage）：一般開始於6歲

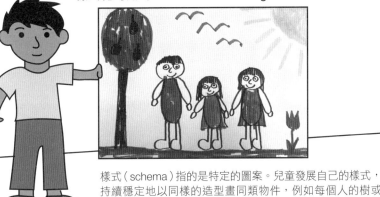

樣式（schema）指的是特定的圖案。兒童發展自己的樣式，持續穩定地以同樣的造型畫同類物件，例如每個人的樹或人物都有自己的樣式。兒童只有在強調某種情緒時會改變樣式，例如腳丫子有特別好玩的遊戲經驗時，會畫特大號腳丫子。

這個階段，兒童傾向於把所有想畫的東西排排站在基底線上。

黨群期（The Gang Stage）：寫實傾向的時期，一般發生在8-10歲之間

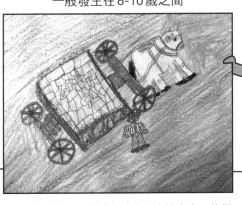

這個階段的兒童能了解樣式無法真正表達寫實。他們開始為物件加上更多細節，有能力描繪重疊的物件，或是為了預備表達立體空間效果而加上多條水平線。這時候的兒童開始批判自己的作品，也開始會把自己的作品和他人做比較。

羅恩菲爾的繪畫發展階段

擬似寫實期（The Pseudo-Naturalistic Stage）：一般開始於12歲

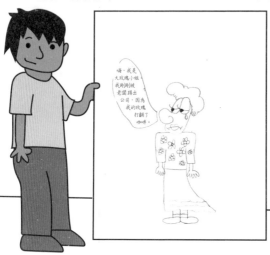

這時候的個體比前一階段更批判自己的作品，開始聚焦於創作技巧在美感上更吸引人的作品。他們可能開始嘗試畫陰影、動態和三度空間；有些人則喜歡畫卡通或漫畫。

青春期（The Period of Decision）：一般開始於14-16歲

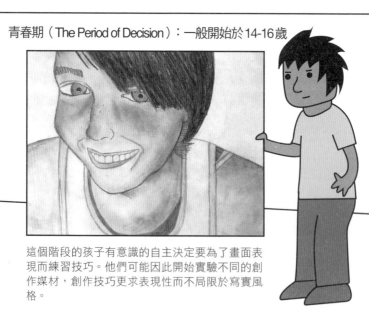

這個階段的孩子有意識的自主決定要為了畫面表現而練習技巧。他們可能因此開始實驗不同的創作媒材，創作技巧更求表現性而不局限於寫實風格。

譯註：本書有關羅恩菲爾的階段名稱翻譯，參照王德育翻譯版本，書籍資料如下：Lowenfeld, V.（2019）。*創造與心智成長*（王德育譯）。杭州市：浙江人民美術出版社。

魯賓的藝術發展階段

基於羅恩菲爾的理論缺乏彩繪與三度空間捏塑媒材的研究，魯賓（Judith Rubin）[12]拓展羅恩菲爾的藝術發展概念，如下說明。正如其他所有藝術發展模式，以下的年齡僅供指引參考！每一個個體都不一樣，這些階段也相互重疊。[13]

操作期（Manipulating，1-2歲）

這個階段的創作品質以感覺和
動態為最重要的條件。
個體開始聚焦於畫了什麼，
但很少在意最後的作品。

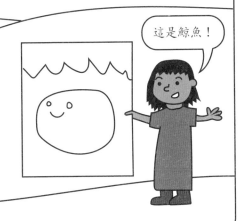

形成期（Forming，2-3歲）

這個時期的個體能把創作媒材控制得更好，
有能力增加重複性的控制表現，
以創造出完整造型。
這些是個別分開的完整形狀，
每個形狀都單獨存在。[14]

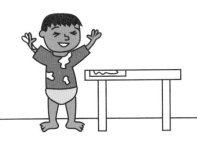

命名期（Naming，3-4歲）

此時的孩童開始命名自己
畫下來的造型。然而對大人而言，
這些小孩試圖畫出來的造型
看起來一點也不像。

這是鯨魚！

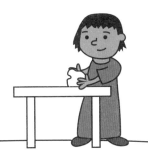

魯賓的藝術發展階段

表徵期（Representing，4-6歲）

這時候的小孩畫自己喜歡的東西，作品開始看起來是他們想要畫下來的，他們此時學習控制自己的衝動，實驗以各種畫法表現同一種東西。

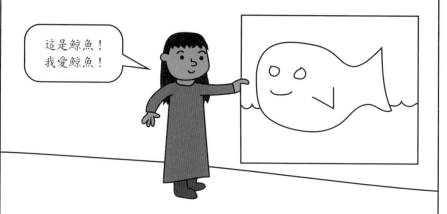

鞏固期（Consolidating，6-9歲）

兒童發現自己偏好的造型描繪方式。
他們此時開始從自我中心轉移向社會觀點。

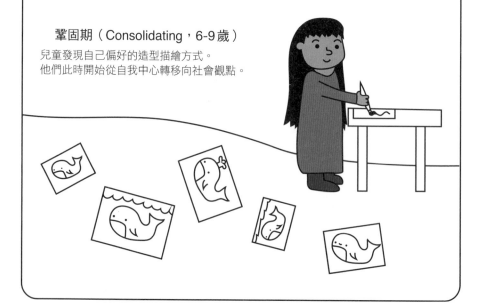

魯賓的藝術發展階段

自然表現期（Naturalizing，9-12歲）

兒童此時開始創造較具有寫實比例，能精確展現空間關係。此階段兒童開始
批判自己的作品。

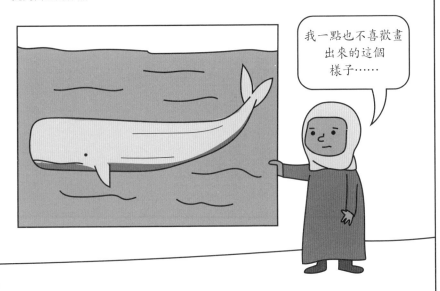

個別化時期
（Personalizing，12-18歲）

假如個體在自然表現階段很成功，
他們會開始非常有技巧的展現寫實功力。
對於寫實感到困惑的個體，
有可能轉向工藝創作或抽象藝術。
這時候的個體也會開始探索個人風格，
增加對於作品品質的批判性。

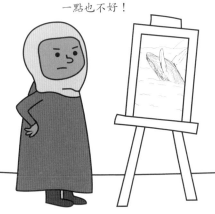

格倫布的兒童藝術發展模式

安海姆（Arnheim）的區辨規則說明了個體的繪畫發展始於簡化造型，接著有兩種越來越複雜的方法。

由原來的造型增加細節　　　　　完全改變原來的樣子

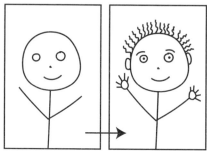 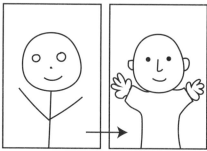

克萊兒・格倫布（Claire Golomb）[15] 拓展羅恩菲爾的理論，她認為兒童為了解決問題而畫畫。

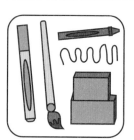 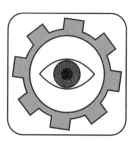 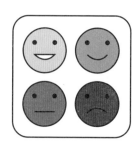

根據媒材的本質　　　應用與生俱來的　　　根據結果的滿意程度
　　　　　　　　　　　視覺邏輯

根據格倫布的說法，創造性發展仰賴兒童使用媒材的經驗、興趣的層級、操控的能力，以及修改作品的意願。

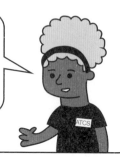

表達性治療連續系統

桑德拉‧坎金（Sandra Kagin）和維嘉‧路斯布林克（Vija Lusebrink）在1978年發展了表達性治療連續系統（Expressive Therapies Continuum, 簡稱ETC），或稱為媒材層次架構理論。[16] ETC理論對藝術治療師想要選擇最適切媒材給個案使用時，是很有用的架構理論。

坎金和路斯布林克有層次的概念化這個理論架構，看起來像這樣：

創造性（CR）　每一個向度表示一個不同的層
　　　　　　　次，每一個水平線上的左右兩
　　　　　　　端由兩個向度概念組成。

C 認知（Cognitive）　　　　　Sy 象徵（Symbolic）

創造功能的
最複雜形式
↑

P 感知（Perceptual）　　　　　A 情感（Affective）

K 動覺（Kinesthetic）　　　　　S 感覺（Sensory）

創造功能的
最簡單形式

上述那些向度存在於左腦和右腦，下圖能看出大腦部位和
上述組成之間的關係。[17]

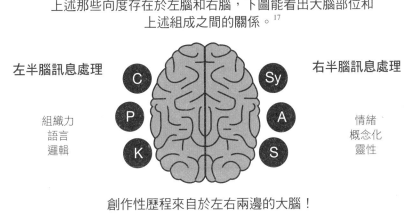

左半腦訊息處理　　　　　　　　　　　　右半腦訊息處理

組織力　　　　　　　　　　　　　　　　情緒、
語言　　　　　　　　　　　　　　　　　概念化
邏輯　　　　　　　　　　　　　　　　　靈性

創作性歷程來自於左右兩邊的大腦！

表達性治療連續系統

階層有哪些？讓我們從最基本的談起。[18]

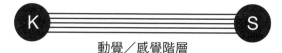

動覺／感覺階層

這個階層包括動作和感覺的經驗，強調動覺歷程，而非完成的作品。

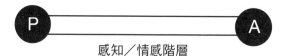

感知／情感階層

這個階層已經由動覺歷程轉移到創作，作品能表現出對世界的感知。
情緒同時進入創作時的遊戲歷程。

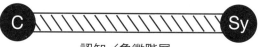

認知／象徵階層

這個階層包含了複雜的訊息處理歷程。個體應用象徵符號表達想法和感受，
是意識的創作計畫，並透過問題解決以完成作品。

CR

垂直的這個向度象徵了創造性階層，或者可視為整體創作的歷程。這個階層可能發生在任何發展階段，或是發生在統整所有階層的時候。

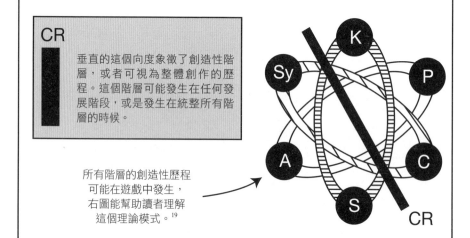

所有階層的創造性歷程
可能在遊戲中發生，
右圖能幫助讀者理解
這個理論模式。[19]

表達性治療連續系統

藝術媒材通常和ETC架構有著密切的關係，例如：

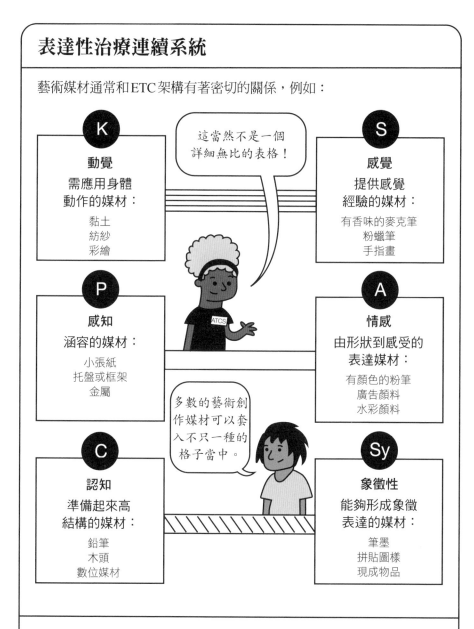

藝術治療師能應用ETC辨識哪個階層是個案的偏好，或在哪個階層卡關。根據這些訊息，藝術治療師較能決定哪種媒材或是提供何種經驗較具有治療意義。[20]

發展取向藝術治療

藝術治療師會留意這一章談到的不同模式，比較幾個典型的個體認知與藝術發展之內容。在理解幾個重要的發展里程碑之後，治療師便能理解未符合發展階段時的治療性介入。[21]

威廉斯和伍德（Williams and Woods）將藝術治療的歷程區分為四個發展階段。[22]

階段一：創作媒材能激勵並誘使個案創作，此階段藝術治療師直接提供協助。

階段二：個案創作時的操作能力和概念技巧，在此階段理應能提升個案自信心。藝術治療師此時必須在個案需要的時候協助指引方向，再次確認個案的需求。

階段三：在這個階段，兒童能回應限制和期待。藝術治療師提供建議以增加動機，並協助管理個案的行為。

階段四：這個階段的藝術創作強調個案的獨特特質。藝術治療師必須提供支持，在需要的時候需要設限（set limits）。

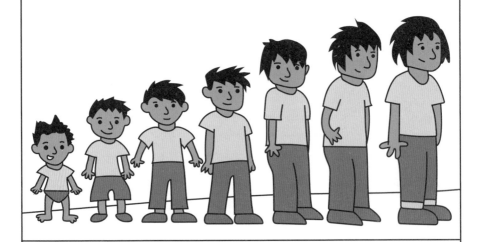

一般而言，藝術創作是個體通往學習，強化並協助發展以達到發展目標之新技能的康莊大道。[23]

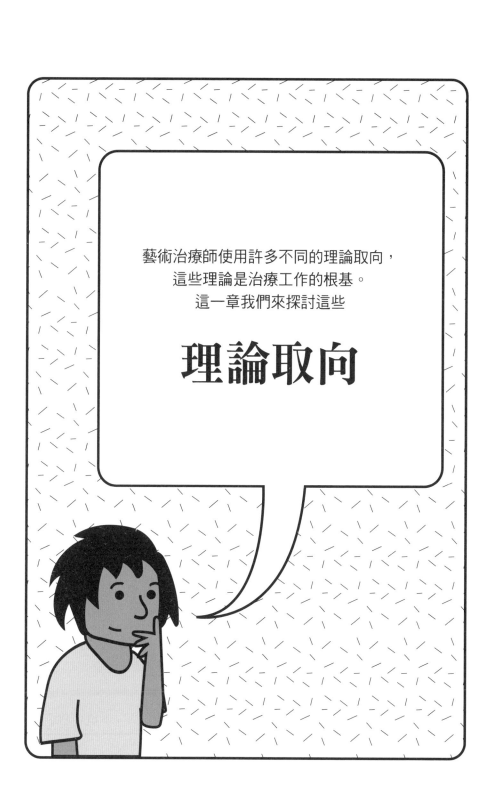

各種理論取向簡介

魯賓認為：「精準一點的說，說不定有多少藝術治療師就有多少種不同的取向。」[1]雖然每一位藝術治療師都有自己的工作方法，特定理論取向依然是工作的根基。以下是這個領域幾個最常見的理論取向。[2]

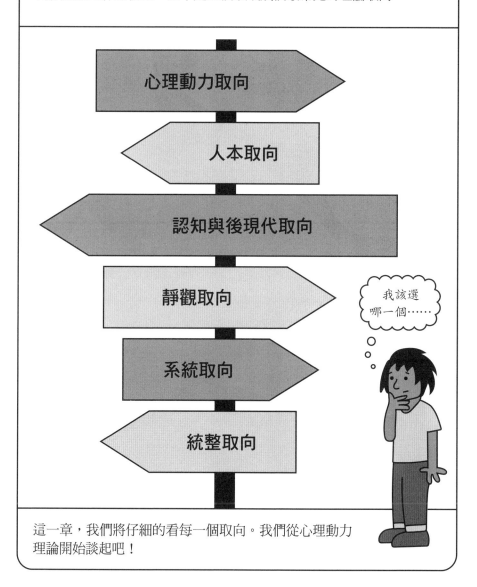

心理動力取向

人本取向

認知與後現代取向

靜觀取向

我該選
哪一個……

系統取向

統整取向

這一章，我們將仔細的看每一個取向。我們從心理動力理論開始談起吧！

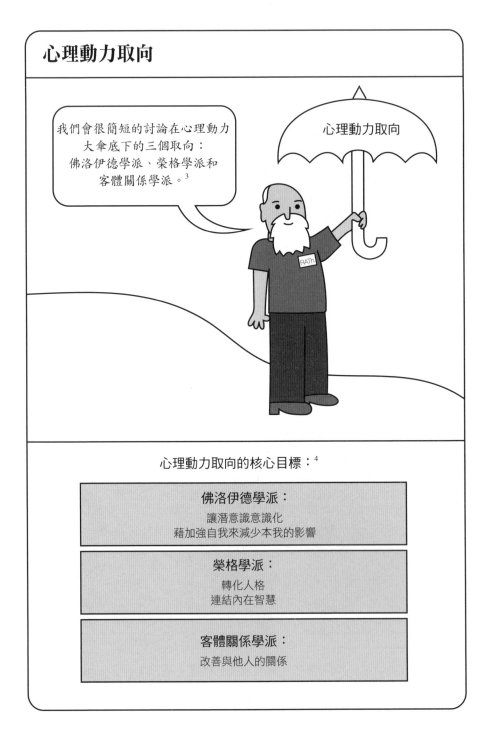

心理動力取向

我們會很簡短的討論在心理動力大傘底下的三個取向：佛洛伊德學派、榮格學派和客體關係學派。[3]

心理動力取向

心理動力取向的核心目標：[4]

佛洛伊德學派：

讓潛意識意識化
藉加強自我來減少本我的影響

榮格學派：

轉化人格
連結內在智慧

客體關係學派：

改善與他人的關係

佛洛伊德理論

佛洛伊德是心理分析理論的祖師爺，他相信讓潛意識意識化的重要性。
但到底什麼是潛意識呢？[5]

冰山是三個心智層次的象徵。

意識層次

意識指的是個體能夠
覺知的心智內容。

前意識層次

前意識需要個體
足夠仔細地留意，
才能理解其中的心智歷程。

潛意識層次

潛意識儲存了個體經驗和記
憶之中被壓抑了的內容，這
些內容個體通常無法覺知。

佛洛伊德相信，潛意識儲存了未解決的情緒衝突，造成一些外顯的不適
切行為。若能找到通往潛意識的路徑，治療師便能幫助個案更良好的理
解自己的行為。

治療關係

心理動力取向的治療師在治療過程會盡可能保持中立的態度，罕見對個案揭露個人訊息。「空白螢幕」（blank screen）能激勵個案進行潛意識聯想，將自己對生命中重要他人的感受投射於治療師，這段聯想能作為治療性分析的材料。[6]

這是介紹移情（transference）和反移情（countertransference）專有名詞的好時機。

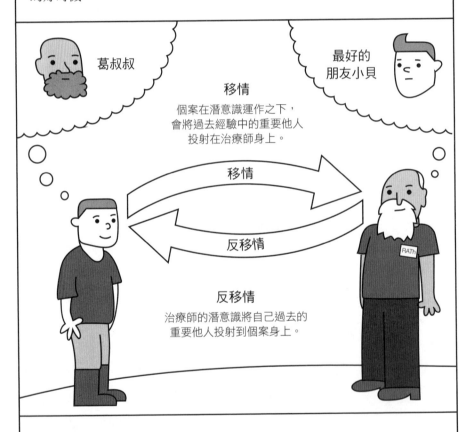

心理分析取向當中，移情被認為有利於治療。當移情的內容意識化之後，個案對過去經驗會產生較好的理解，也較能有效的解決問題。

自由聯想

自由聯想（free association）鼓勵個案將任何浮現於意識的內容都口語化的說出來。佛洛伊德相信這個歷程是通往封鎖於潛意識壓抑內容的通道。[7]

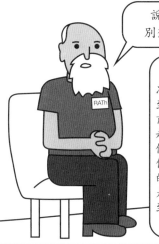

藝術治療領域的先驅學者瑪格莉特·諾堡，把佛洛伊德理論整合到藝術創作中。[8]

諾堡相信透過自發創作，能連接潛意識，這方法和自由聯想很類似。[9]

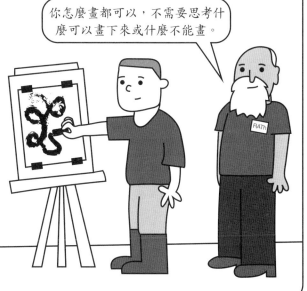

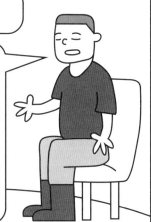

解析

佛洛伊德相信夢是通往潛意識的道路。治療師的工作是解釋夢境當中的個案行為之意義。夢解析特別重要的是探究夢裡的各種象徵意義。

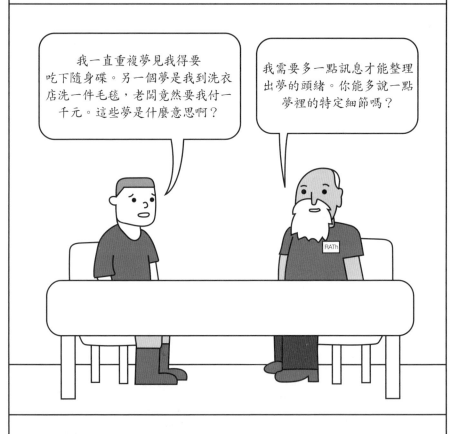

解析夢境、自由聯想和移情關係的潛意識意義之前，自我（ego）會吸收消化潛意識中的新內容，後續逐漸繼續揭露更多。[10]

瑪格莉特・諾堡相信創作必來自藝術家的意圖，她懷疑簡化的解讀過程。[11]

心靈的三種結構

佛洛伊德理論當中，心靈或人格可以分解為三個部分：原我、自我和超我。每一個部分代表發展的不同階段。[12]

原我（The Id）

佛洛伊德認為原我追求的是立即的滿足或快樂，不會考慮社會觀點或行為後果，是人格最原始的部分。

或許可以把原我想像成一個一兩歲或更小的小小孩，這個發展階段的行為通常來自於衝動。

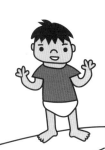

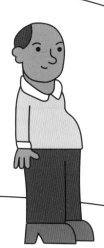

自我（The Ego）

自我是心靈組成中，能自主做決定的部分，會在原我的衝動慾望付諸行動前，考量真實世界的社會期待。

我們可以把自我想像成一個敏感有禮的紳士。

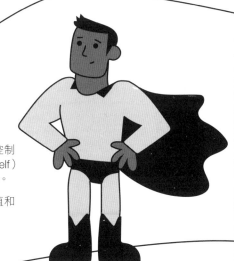

超我（The Superego）

超我奠基於社會價值，設法透過意識控制原我的衝動，並透過理想自我（ideal self）或想像的完美狀態，增加對自我的期待。

我們可以想像這個人有超強的社會價值和高標準。

防衛機轉

防衛機轉（Defense Mechanisms）[13]是潛意識為了避免負面或不愉快感覺而產生的作用。在心理分析的詞彙當中，防衛機轉是自我為了免於原我衝動帶來的傷害之作用。這些專有名詞可能有些難懂，以下用冰淇淋來說明，這樣有趣點，對吧？

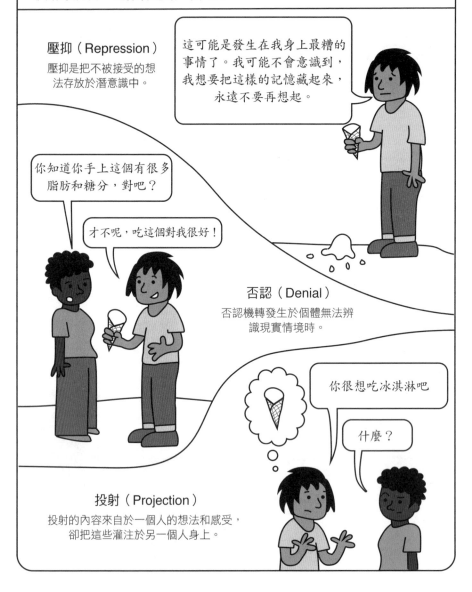

壓抑（Repression）

壓抑是把不被接受的想法存放於潛意識中。

這可能是發生在我身上最糟的事情了。我可能不會意識到，我想要把這樣的記憶藏起來，永遠不要再想起。

你知道你手上這個有很多脂肪和糖分，對吧？

才不呢，吃這個對我很好！

否認（Denial）

否認機轉發生於個體無法辨識現實情境時。

你很想吃冰淇淋吧

什麼？

投射（Projection）

投射的內容來自於一個人的想法和感受，卻把這些灌注於另一個人身上。

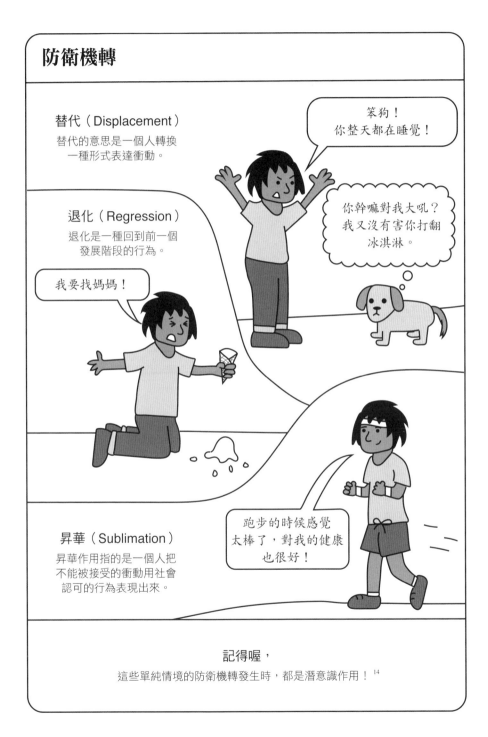

防衛機轉

替代（Displacement）

替代的意思是一個人轉換
一種形式表達衝動。

笨狗！
你整天都在睡覺！

你幹嘛對我大吼？
我又沒有害你打翻
冰淇淋。

退化（Regression）

退化是一種回到前一個
發展階段的行為。

我要找媽媽！

昇華（Sublimation）

昇華作用指的是一個人把
不能被接受的衝動用社會
認可的行為表現出來。

跑步的時候感覺
太棒了，對我的健康
也很好！

記得喔，

這些單純情境的防衛機轉發生時，都是潛意識作用！[14]

佛洛伊德取向藝術治療

依蒂絲‧克拉瑪強調了藝術治療時的昇華作用。當一個人沉浸在創造性歷程時，確實可能經驗到克拉瑪所說的「藝術性昇華」（artistic sublimation）。[15]

當一個人參與藝術創作這類具有生產力的社會行為時，可以避免被原我的衝動壓垮。

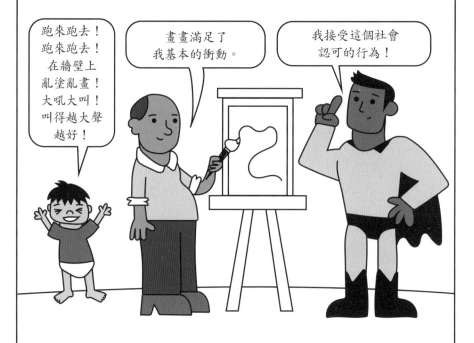

佛洛伊德取向藝術治療鼓勵個案參與自由創作的藝術活動，同時以問句幫助個案進行自由聯想。[16]

藝術通常是一種愉悅的經驗，因此藝術治療應用佛洛伊德的「快樂原則」，讓人們透過藝術追求快樂並避免傷痛，參與藝術治療的個體得以從此經驗中獲益。

心理分析取向藝術治療

以下這個案例[17]正經驗焦慮和憂鬱，情緒狀態影響她養育小孩的自信。藝術治療師應用心理分析取向的概念，鼓勵她自由選取媒材和創作主題。創作之後，讓這位個案對自己的作品進行聯想。

第一次藝術會談時，這位個案畫了紅色的花朵。

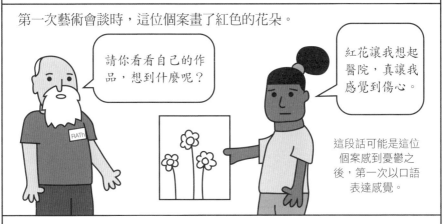

請你看看自己的作品，想到什麼呢？

紅花讓我想起醫院，真讓我感覺到傷心。

這段話可能是這位個案感到憂鬱之後，第一次以口語表達感覺。

幾次藝術會談之後，她逐漸習於對自己的作品進行聯想。她探索作品時發現的內容，提高了自我覺察。舉例來說……

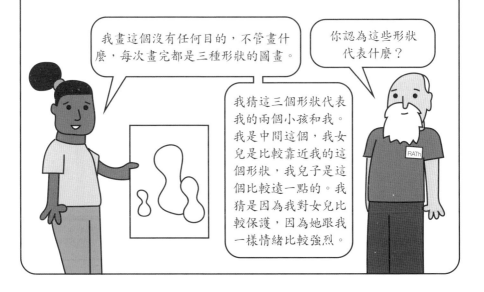

我畫這個沒有任何目的，不管畫什麼，每次畫完都是三種形狀的圖畫。

你認為這些形狀代表什麼？

我猜這三個形狀代表我的兩個小孩和我。我是中間這個，我女兒是比較靠近我的這個形狀，我兒子是這個比較遠一點的。我猜是因為我對女兒比較保護，因為她跟我一樣情緒比較強烈。

客體關係理論

客體關係理論（Object Relation Theory）[18]強調個體早期的依附關係。
理論談到人們與他人的關係影響個人人格特質。

客體關係取向當中，治療師提供一個「涵容的環境」，這個詞來自於唐
納‧溫尼考特（Donald Winnicott）。意思是，治療師提供一個舒適的空
間讓個案能在其中經驗到個人成長。[19]

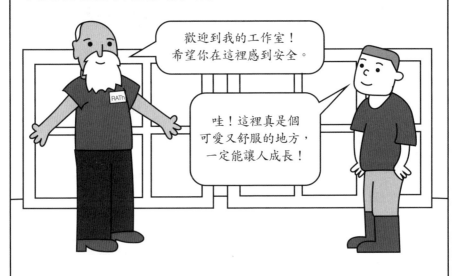

客體關係中的客體是人們能量投注的對象。這個客體可能是能滿足需
要的一個人或一個物件。

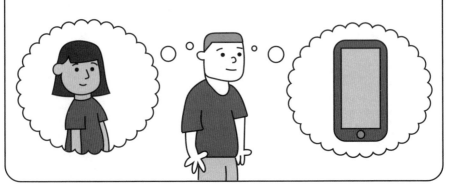

過渡性空間和客體

過渡性空間和過渡性客體是溫尼考特的理論重點。[20]

過渡性空間（transitional space）

這是內在現實和外在現實交疊之處，是一個象徵的空間。

> 我在這個過渡性空間特別感覺到真實的創造力！

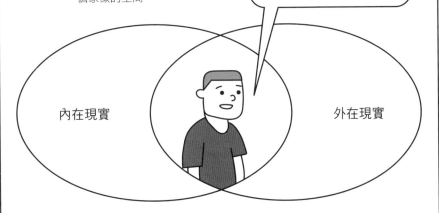

藝術創作能在過渡性空間當中，整合一個人的主體和客體經驗。

過渡性客體（transitional object）

是具有特殊價值的有形物體；它象徵著擁有者生活中的重要人物，該物件幫助一個人從依賴邁向獨立。

> 媽媽不在身邊的時候，我的小被被讓我感覺到安全又舒適。

馬基奧迪（Malchiodi）認為，「藝術作品能成為過渡性客體……在現實中展現作品樣貌的意義」。[21]

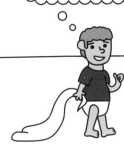

榮格理論

卡爾‧榮格（Carl Jung）發展的分析心理學[22]和佛洛伊德理論很像，同樣相信潛意識的作用。然而，榮格理論架構下的潛意識概念有些不同，讓我們看底下的冰山就可以了解兩人理論的差異了。

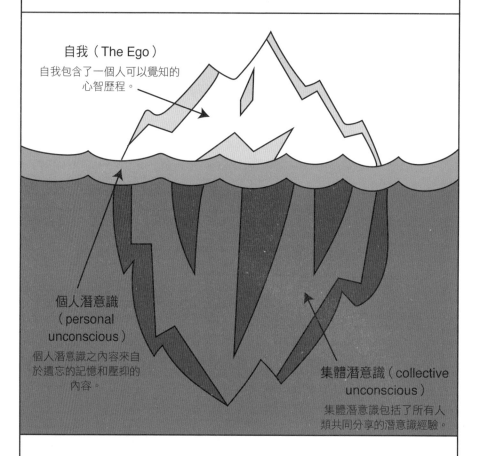

自我（The Ego）
自我包含了一個人可以覺知的心智歷程。

個人潛意識（personal unconscious）
個人潛意識之內容來自於遺忘的記憶和壓抑的內容。

集體潛意識（collective unconscious）
集體潛意識包括了所有人類共同分享的潛意識經驗。

榮格認為，多數人在中年的時候會重新評估自己的生命價值，所以這個發展階段成為榮格分析心理學強調的生命階段。榮格認為，持續探索生命的過去與未來，能影響現在的人格特質。

榮格同時相信，個體化（individuation）歷程是分析的重要目標，我們將在下一頁定義這個歷程。

原型

原型（archetypes）[23]是與生俱來的存在模式，具有跨時空、跨文化的意義。榮格認為原型來自於心靈的深層，他稱此為集體潛意識，種類有許多，但他在自己的治療取向中強調其中的四種。

人格面具（The Persona）

人格面具是我們在他人面前如何展現自己的樣式。或可想像，人格面具是我們跟不認識的人互動時所戴上的面具。

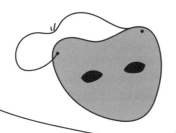

阿尼瑪（Anima）／阿尼姆斯（Animus）

阿尼瑪是男性心靈中的女性面。
阿尼姆斯是女性心靈中的男性面。

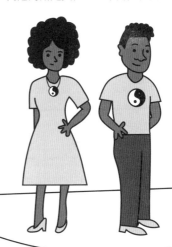

自性（The Self）

自性是潛意識和意識的整合單位。個體化是整合所有人格面向的歷程，為了理解這個過程而受到自我驅動力的帶動。

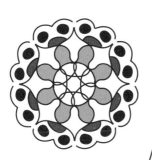

陰影（The Shadow）

陰影是原型的一種，其中包括所有社會價值和自己無法接納的部分。

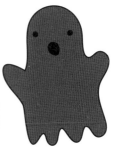

原型

每一個人的人格像是從幾個原型組合而成，其中可能在某個時段會有一個主導的角色。底下是幾個具有潛力成為心靈意識中，主導特質的原型案例。榮格相信，我們與生俱來某一個獨特且天生的原型。[24]

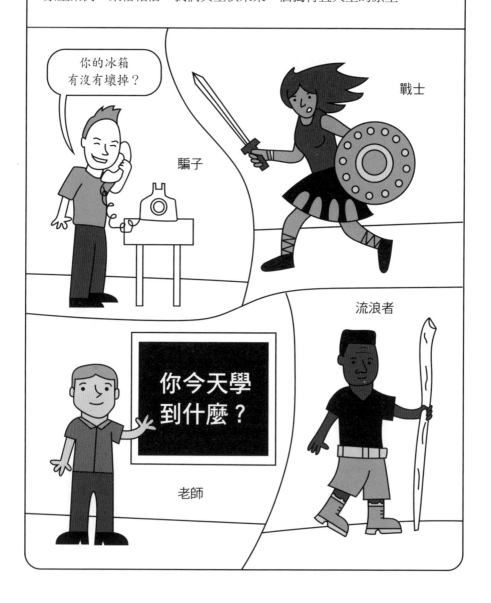

定向與非定向思考

榮格指出兩種思考模式：定向（directed）和非定向（nondirected）思考。[25]

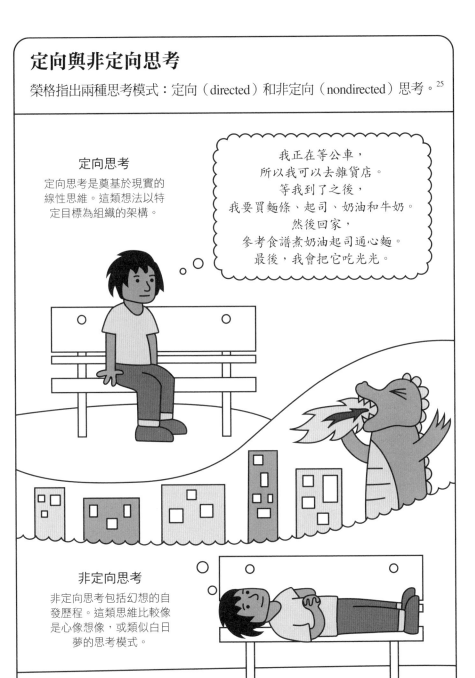

定向思考

定向思考是奠基於現實的線性思維。這類想法以特定目標為組織的架構。

> 我正在等公車，
> 所以我可以去雜貨店。
> 等我到了之後，
> 我要買麵條、起司、奶油和牛奶。
> 然後回家，
> 參考食譜煮奶油起司通心麵。
> 最後，我會把它吃光光。

非定向思考

非定向思考包括幻想的自發歷程。這類思維比較像是心像想像，或類似白日夢的思考模式。

積極想像和心靈能量

榮格認為，個體可以利用積極想像（active imagination）去發展意識與潛意識之間的關係。[26] 在這個歷程上，個體可以專注於以積極想像表達內在象徵。[27]

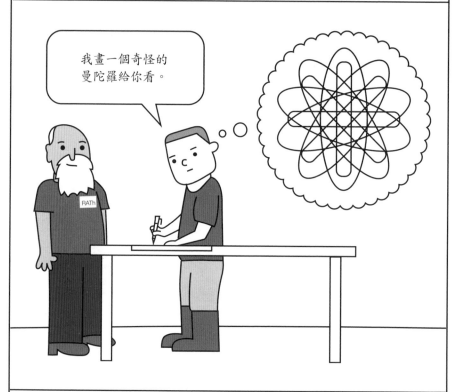

我畫一個奇怪的曼陀羅給你看。

榮格相信心靈能量（psychic energy）包括個體的情緒和直覺。這個能量可以在意識與潛意識之間移動，然後產生療癒性的內容。榮格相信療癒發生於意識與潛意識產生平衡的時候。[28]

當人們畫畫或從事創作活動時，心靈能量的流動可能帶來個人成長的經驗。

榮格取向藝術治療

榮格讓個案畫圖，幫助他們探討潛意識以增進自我覺察。[29] 他相信夢的解讀和實務工作中的創造性活動，能幫助個體面對潛意識。榮格取向藝術治師以上述概念與個案工作。

藝術治療師能幫助個體探討作品中的隱喻和象徵，更加了解潛意識內容和自己。

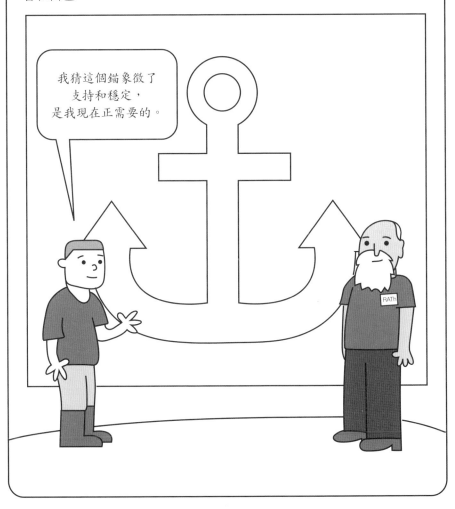

人本取向

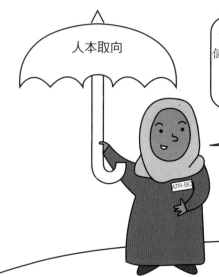

人本取向

讓我們談談三種人本取向理論：
個人中心取向（person-centered）、
存在取向（existential）、
完形取向（Gestalt）。

人本取向的關鍵目標：[30]

個人中心取向：

相信自己
因應問題

存在取向：

了解個人的潛能
活在當下

完形取向：

增進自我覺察
個人所有面向的統整

人本取向

穆恩（Moon）認為人本理論基本上依循了下列假設。[31]

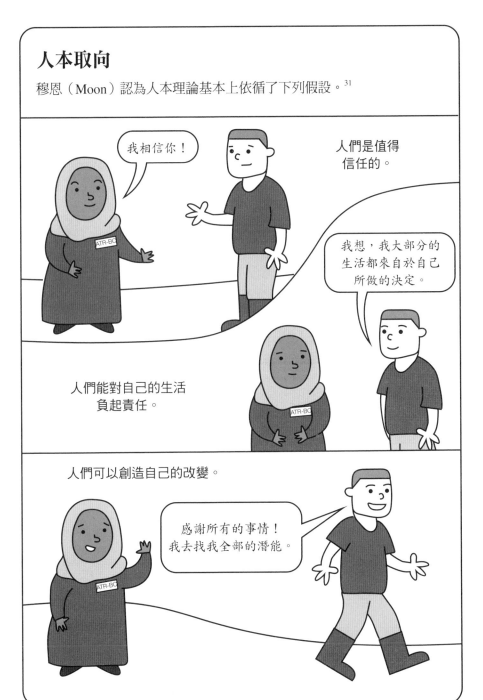

個人中心取向理論

卡爾‧羅傑斯（Carl Rogers）發展了個人中心，或稱為個案中心取向治療（client-centered therapy）。[32] 和心理動力取向比起來，個人中心取向治療比較沒有那麼直接。

羅傑斯相信，治療的主要目標是讓個體成為自己生命中更加獨立和自信的人。

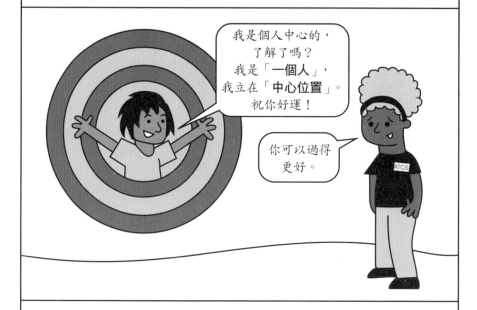

我是個人中心的，了解了嗎？我是「一個人」，我立在「中心位置」。祝你好運！

你可以過得更好。

其他個人中心取向治療的目標包括：

・獲得信任一個人的能力。

・發展願意成長和改變的意願。

・找出因應問題的有效方法。

・開放自己接受新經驗。

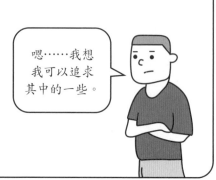

嗯……我想我可以追求其中的一些。

治療關係

卡爾・羅傑斯認為個案和治療師之間的關係是治療中最重要的面向，治療同盟關係的意義比其他的介入技巧更為重要。[33]

為了增進治療關係，個人中心取向治療師通常會這樣做……

> 我們擁有類似的經驗，如果你想要聽聽看，我可以跟你分享其中一些。

> 你用開放與接納的態度對待我，讓我覺得自己是個正常人，真的。

一致
開放的展現真誠與真實的自己。

無條件的積極關懷

在任何情境之下接納個案。

> 這位治療師一定覺得我是個如假包換的笨蛋。

> 這個個案有自己的能力和價值。

共情理解
認可並理解個案的內在世界。

> 我生命中的每一件事情都讓我感到筋疲力盡。

> 這聽起來好累啊！

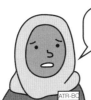
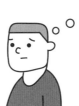

治療師完全專注於個案所要討論的內容時，這樣的積極傾聽可能有助於治療關係進一步發展。[34]

自我導向

個人中心取向治療其中一個主要假設，是所有的個案對於解決個人問題擁有自我導向（self-direction）的能力。個體必須對自己生命中的積極改變付出責任。[35]

個案在治療中設定自己的目標，治療師的工作是創造一個個案能經驗到成長的環境。[36]

治療歷程是一個共享的旅程，就好像治療師進入個案的世界，幫助個案達到治療目標，走上自我實現的道路。

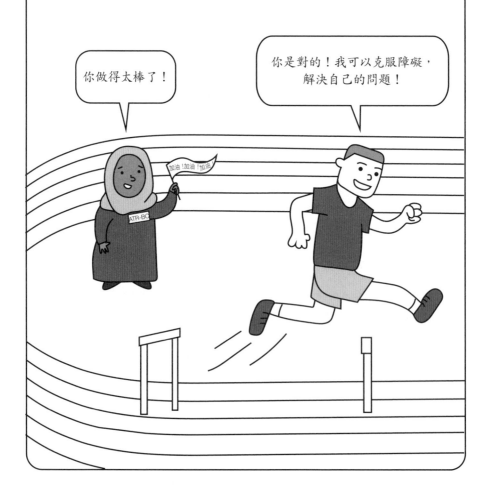

馬斯洛的需求層次理論

亞伯拉罕・馬斯洛（Abraham Maslow）假定每個人在達到自我實現之前，需要先滿足各種特定需求。[37] 自我實現的意思是，個體能理解並面對自己完全的潛能。

馬斯洛的需求層次理論（Maslow's Hierarchy）一般使用金字塔階層圖解，最基本的需求在最底層。一旦底層需求被滿足了，個體就能往上移動到下一個需求階層。如果部分需求沒有被滿足，則其他需求傾向於暫時擱置。

需求層次架構如下：

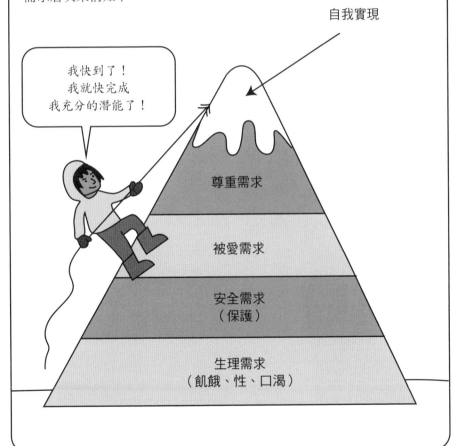

治療的七個階段

以下為羅傑斯描述個案在治療歷程的七個階段中典型的態度和行為。[38]

第一階段： 抗拒改變。		我不知道為何我在這裡。
第二階段： 討論別人或是外在經驗。		我的家庭狀況真是讓我抓狂！
第三階段： 談論自己但不太真實。		我通常都是這樣的。
第四階段： 描述個人感受。		我現在感覺很焦慮。
第五階段： 想對自己的行為負責任。		我對那狀況感覺糟透了，但我想我可以改進。
第六階段： 變得對自己和他人更誠實。		我對我的家庭關係感覺好多了。
第七階段： 展現同理和自我實現。		我現在對我講的話造成其他人什麼樣的感覺，有比較好的理解了。

個人中心取向表達藝術治療

卡爾・羅傑斯的女兒娜塔莉・羅傑斯（Natalie Rogers）以她父親的理論為基礎，把表達性藝術納入治療。她相信治療師面前的藝術創作可以拉近真實的治療關係。羅傑斯認為，藝術創作是一種溝通模式。[39]

布魯斯・穆恩（Bruce Moon）認為，透過藝術創作的溝通可以獲得更多有關個案經驗的訊息。[40]

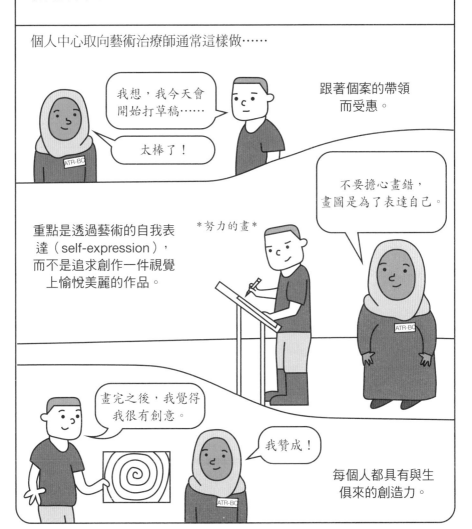

個人中心取向藝術治療師通常這樣做……

我想，我今天會開始打草稿……

太棒了！

跟著個案的帶領而受惠。

重點是透過藝術的自我表達（self-expression），而不是追求創作一件視覺上愉悅美麗的作品。

努力的畫

不要擔心畫錯，畫圖是為了表達自己。

畫完之後，我覺得我很有創意。

我贊成！

每個人都具有與生俱來的創造力。

個人中心取向藝術治療

以下的案例[41]是有關一個經驗著憂鬱的個案。她表達對於參與團體藝術治療學習藝術技巧的興趣，但是她不想要討論自己的情緒。藝術治療師鼓勵她進入創作教室。

這位個案參與了每週一次的引導式心像（guided imagery）創作。第一次治療時，藝術治療師問這位個案是否願意分享作品，個案表示自己不知道要說什麼。藝術治療師鼓勵她花一點時間想想自己畫了什麼，並且寫下任何頭腦中出現的思緒。

起初她很猶豫，但她開始在所有的作品後面寫下一些內容。她的風景畫系列成為她表達孤獨與無助的出口。她透過作品和寫作內容，漸漸地能夠揭露丈夫和兒子死去的悲傷情緒。

十次治療之後，個案參考照片畫下巴拿馬海灘。她談到這個地方是她帶兒子最後一次去的度假地點，她想要畫一張有紀念價值的圖畫。完成這幅風景畫之後，這個個案寫下她對兒子的所有思念。

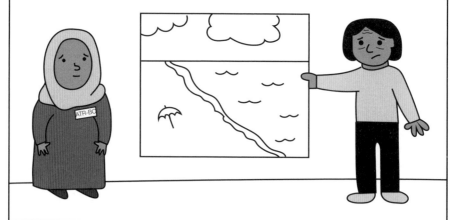

透過藝術創作，個案能安全表達情緒，探索過去的傷痛事件。

存在理論[42]

存在治療的目標是幫助個體經驗真實的生活。比較像是前段談到的人本理論，其中最重要的目標之一是增加自我覺察。透過增加覺察，個體可以提升他們完全的潛能。

存在理論認為，人類的存在不一定是宿命和固定不變的，透過選擇和改變，我們可以持續創造自己的未來。

存在治療有需要平衡的兩個面向。

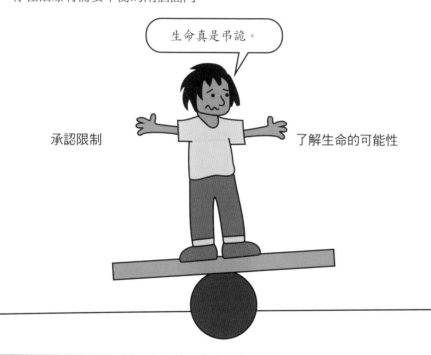

存在治療強調真實治療關係之重要性。通過這個關係，治療師幫助個案認同和接納自己生活中的責任感。治療師通常也身為楷模的示範了一致性。這些概念聽起來很熟悉，是因為同樣在個人中心治療中具有重要意義！

共通經驗

存在治療通常較少特定技巧或是介入方法，較多仰賴暗喻之哲學意義，引導著實務工作。治療師考量人類的共通經驗以及這些經驗如何影響個體。[43]

這些共通經驗包括：

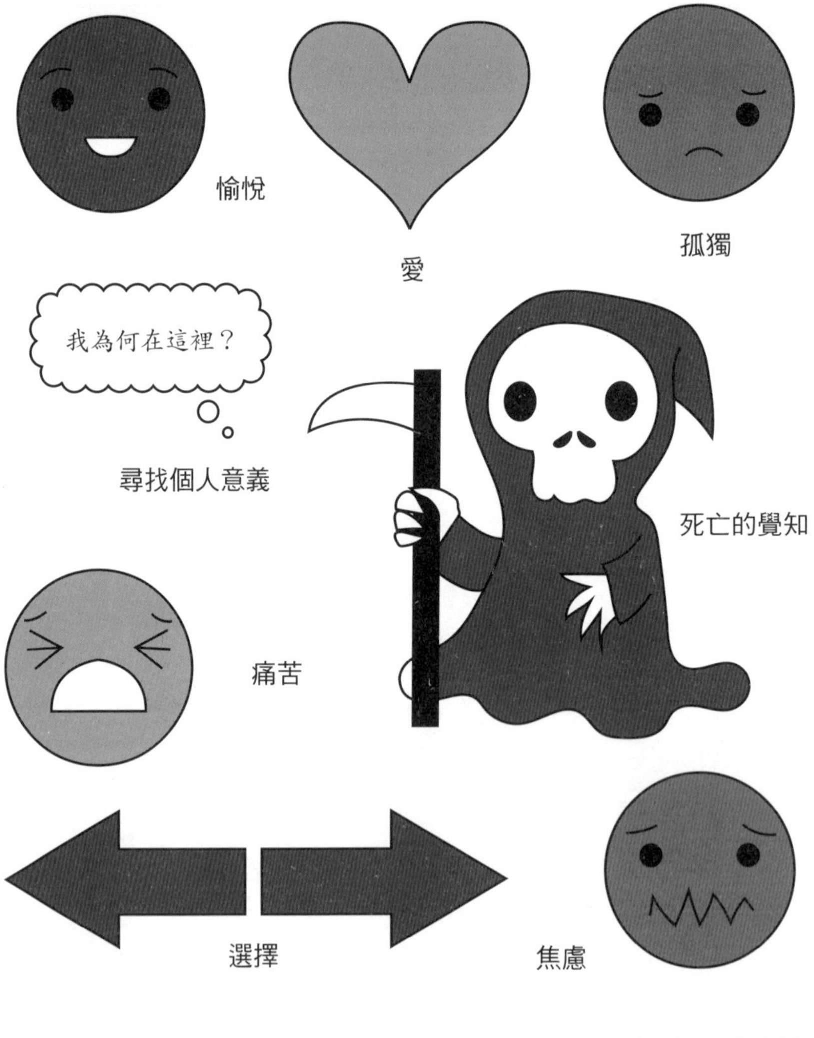

愉悅

愛

孤獨

我為何在這裡？

尋找個人意義

死亡的覺知

痛苦

選擇

焦慮

向度

柯里（Corey）條列了以下的存在治療向度（Dimensions）。[44]

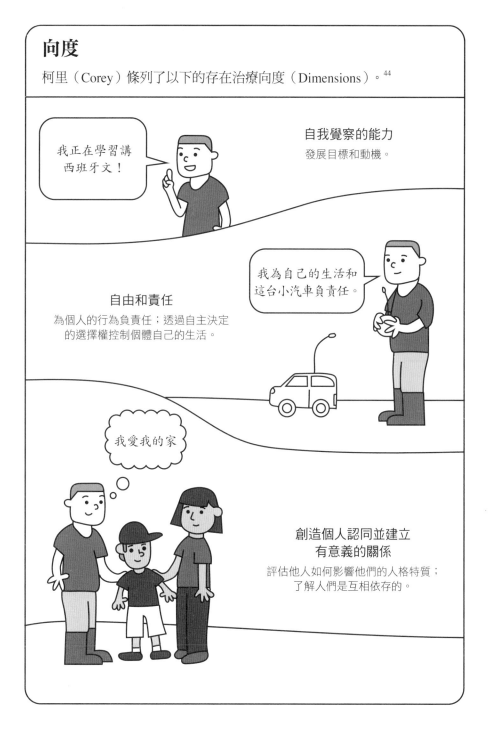

自我覺察的能力
發展目標和動機。

我正在學習講西班牙文！

我為自己的生活和這台小汽車負責任。

自由和責任
為個人的行為負責任；透過自主決定的選擇權控制個體自己的生活。

我愛我的家

創造個人認同並建立有意義的關係
評估他人如何影響他們的人格特質；了解人們是互相依存的。

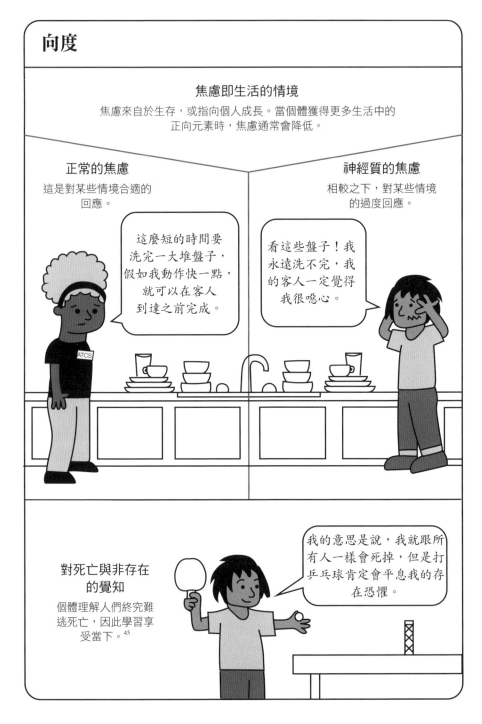

向度

焦慮即生活的情境

焦慮來自於生存，或指向個人成長。當個體獲得更多生活中的
正向元素時，焦慮通常會降低。

正常的焦慮

這是對某些情境合適的
回應。

> 這麼短的時間要
> 洗完一大堆盤子，
> 假如我動作快一點，
> 就可以在客人
> 到達之前完成。

神經質的焦慮

相較之下，對某些情境
的過度回應。

> 看這些盤子！我
> 永遠洗不完，我
> 的客人一定覺得
> 我很噁心。

**對死亡與非存在
的覺知**

個體理解人們終究難
逃死亡，因此學習享
受當下。[45]

> 我的意思是說，我就跟所
> 有人一樣會死掉，但是打
> 乒乓球肯定會平息我的存
> 在恐懼。

尋找意義

存在治療師會詢問個案他們期望的人生走向，或是他們的認同如何形成這類「尋找意義」的問題。治療師相信，個案需要透過個人價值體系為創造個人意義負責任。

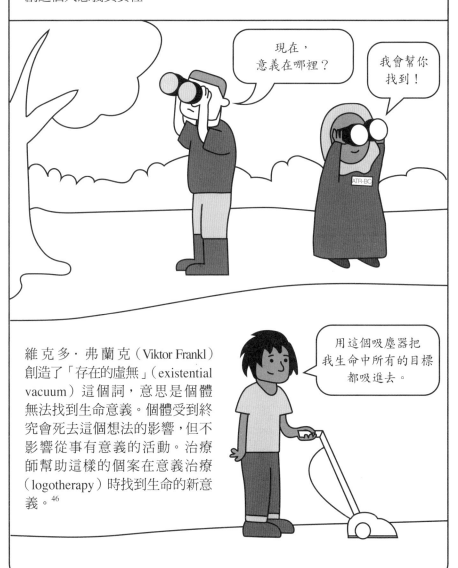

維克多‧弗蘭克（Viktor Frankl）創造了「存在的虛無」（existential vacuum）這個詞，意思是個體無法找到生命意義。個體受到終究會死去這個想法的影響，但不影響從事有意義的活動。治療師幫助這樣的個案在意義治療（logotherapy）時找到生命的新意義。[46]

存在取向藝術治療

藝術創作提供個案做選擇的機會，並能開始發展正向的自我導向行為。「藝術創作的歷程呈現了治療師－個案之間有關存在議題的對話，內容包括自由選擇、追求意義的意志、尋找目的、價值和目標。」[47]

這個理論取向強調的是打破障礙，讓個體能維持與全部潛能共處的狀態。馬基奧迪認為，創造性活動對上述歷程很有幫助，主要是能讓個體從事「自由選擇，並且提供機會讓看起來沒有意義的事物產生意義。」[48]

以下案例[49]是一個持續穩定參與醫院藝術治療團體的個案。在一次治療情境中，藝術治療師開始講故事，後續鼓勵團體成員用藝術創作回應這個故事。

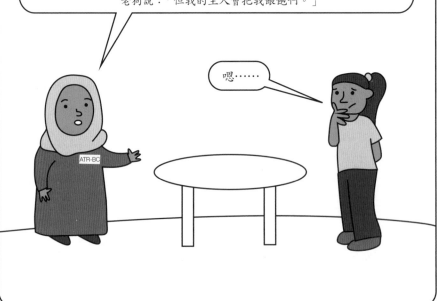

存在取向藝術治療

這裡有一個車禍住院的案例。這女孩是一個和爸媽同住的全職學生，她抗拒搬出去，每次想到這件事情就感到特別焦慮。

她思考搬出去這件事情，開始用藝術創作回應。

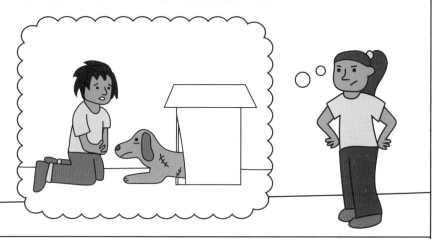

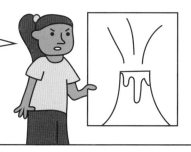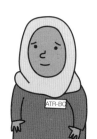

我畫了這張火山爆發圖，因為我對狗主人實在太生氣，其實這隻狗狗也挺無辜的。

經過一些討論之後，這位個案了解她對於狗主人的憤怒和她自己的親子關係有關。她的父母從未虐待她，但是他們過度縱容她，讓她極度依賴父母。在某種程度上，她的父母從來沒有允許她長大。

在這次治療中，這名個案開始把自己的抗拒放在一邊，嘗試探討她的居住情境。

完形理論

弗里茨·皮爾斯（Fritz Perls）是完形治療的創建者。[50] 應用完形取向時，治療師假設個案能面對他們自己的問題。完形治療師幫助個案經驗此時此刻，同時協助增進自我覺察。治療師需要真誠的對待個案。

完形治療具有以下幾個面向。

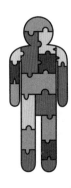

統整（Integration）

個案試圖在自己和環境之間獲得平衡，連結自己比較想要拒絕的部分，並發展航向世界的導航新策略。[51]

你在
這裡

此時此刻（Here and Now）

這個概念強調當下的時間和空間，而不是聚焦於治療情境以外的個人早期生命經驗。在治療關係或團體當中，創造了一個社會情境的縮影，帶動參與的個案之內在人際技巧，照亮失功能之處，使之能被清楚看見。[52]

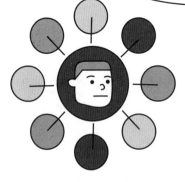

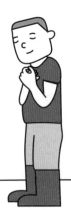

內在支持
（Internal Support）

完形治療師幫助個案從外在轉向內在資源的支持。

環境因子
（Environmental Factors）

個體與環境具有動力關係。

完形治療

跟其他人本取向比起來，完形治療師傾向於在治療歷程中比較活躍一些。縱使如此，完形治療讓個案帶頭，治療師透過真實接觸經驗到個案全部的面向。[53] 治療師和個案是治療旅程中的同伴關係。[54]

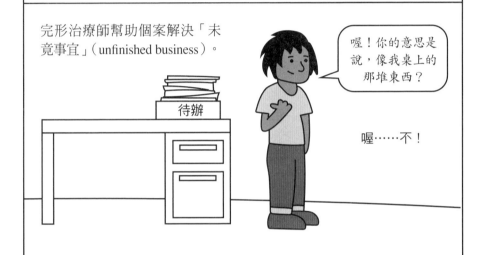

完形治療師幫助個案解決「未竟事宜」（unfinished business）。

待辦

喔！你的意思是說，像我桌上的那堆東西？

喔……不！

未竟事宜由個案尚未完成的過去事件或關係組成。當個人有未竟事宜時，他們會發現很難體驗此時此刻。

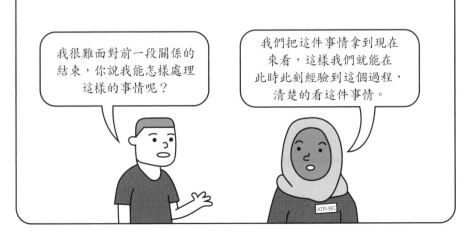

我很難面對前一段關係的結束，你說我能怎樣處理這樣的事情呢？

我們把這件事情拿到現在來看，這樣我們就能在此時此刻經驗到這個過程，清楚的看這件事情。

抗拒接觸

完形治療師相信與個體的外在環境互動，對正向的改變至關重要。個體抗拒與人接觸，是為了因應壓力事件，然而抗拒同時也阻止他們去體驗人生。[55]波斯特和波斯特（Polster & Polster）這兩位學者說明以下幾種個體的抗拒現象。[56]

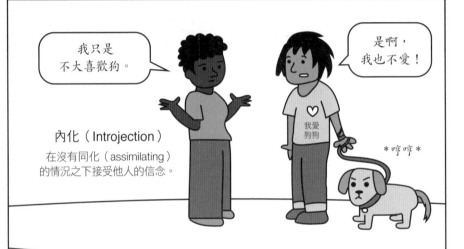

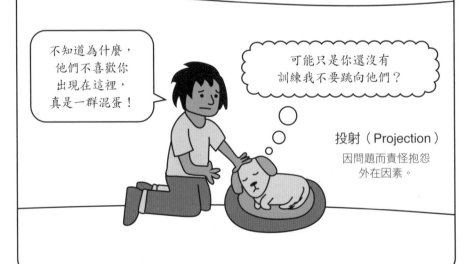

抗拒接觸

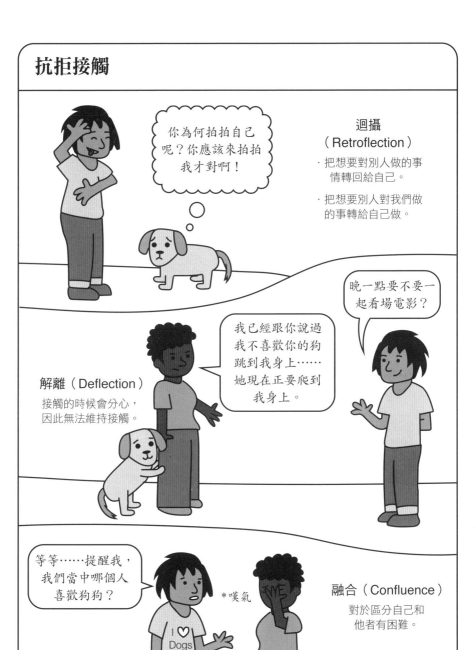

迴攝
（Retroflection）

· 把想要對別人做的事情轉回給自己。

· 把想要別人對我們做的事轉給自己做。

你為何拍拍自己呢？你應該來拍拍我才對啊！

晚一點要不要一起看場電影？

解離（Deflection）

接觸的時候會分心，因此無法維持接觸。

我已經跟你說過我不喜歡你的狗跳到我身上……她現在正要爬到我身上。

等等……提醒我，我們當中哪個人喜歡狗狗？

＊嘆氣

融合（Confluence）

對於區分自己和他者有困難。

I ♥ Dogs

治療師幫助個案判斷，哪一種抗拒接觸的方法曾經保護他們免於接觸。[57]

原則

以下為柯里說明完形治療的原則。[58]

整體觀（Holism）

一個完整的人不等於幾個部分的總和。治療師不能為這個人的任何局部置放額外的價值。

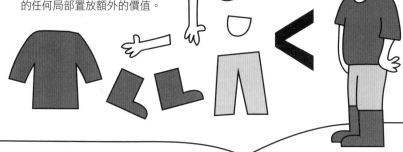

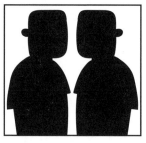

場域觀（Field Theory）

個體與他們的環境互動的內容。
主體：左圖明顯可見的圖形。
背景：左圖主體之背景，
也像是個體的潛意識部分。

影像形成歷程（Figure-Formation Process）

部分環境變成個人強調的一個區塊。

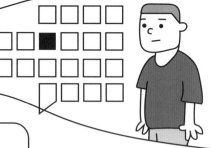

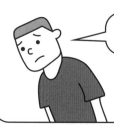

喔，糟了，
我失去平衡了！

有機的自我調整（Organismic Self-Regulation）

需求或興趣都會干擾個體的平衡，
治療能幫助個案重新獲取平衡。

完形藝術治療

透過完形藝術治療，個案能在藝術媒材的操作中拓展意識和覺察。藝術創作同時能幫助個體更加了解自己的問題。[59]

完形藝術治療

　　藝術幫助個案經驗整全，正如同他們能以全人的姿態探索自己。[60]

　　一個人的藝術作品是創作者在創作當下的一種完形。[61]

　　藝術創作能幫助個案解開卡住的能量。[62]

完形藝術治療師能應用治療技巧，鼓勵個案說出他們彷彿是自己作品的每個元素。治療師可能請個案描述作品時，用「我是」或「我感覺」當句子的開始。[63]

舉例而言，讓我們看看這位個案，他的工作和家庭都很成功，但是無法動搖心中深刻的空虛感。[64]

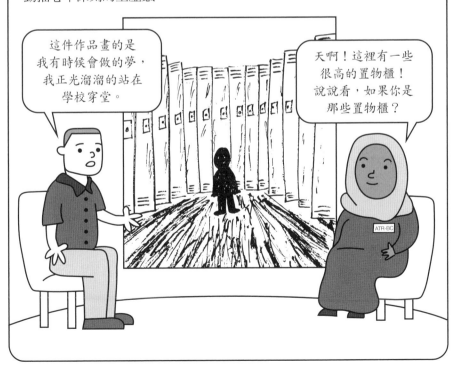

完形藝術治療

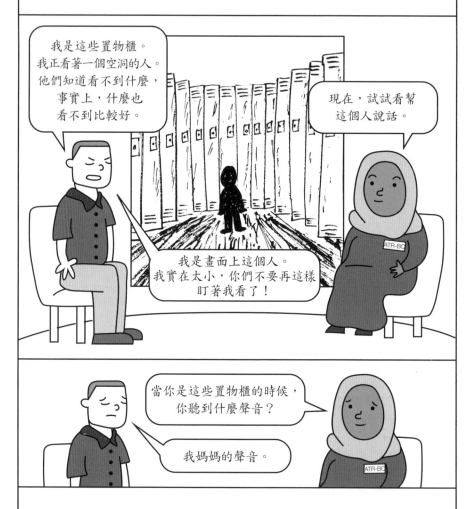

經過幾週之後,這個個案開始能利用自己的作品談和母親之間的不良關係,他的媽媽經常是冷酷、貶損,又有距離感的人。置物櫃的意象呈現個案取悅母親時的空虛感,卻從不曾獲得她的接納。

藝術治療持續進行著,這位個案所創作的意象由母親帶來的創傷主題轉向與妻子和孩子的正向關係。透過這些創造性活動,個案能發現自己生命的新意義。

認知與後現代取向

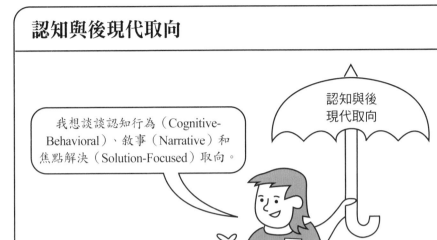

認知與後現代取向的關鍵目標：[65]

> ### 認知行為取向
> 找出有問題的思考模式
> 以健康行為替換或取代傷害性的行為

> ### 敘事取向
> 在故事中找到優勢
> 外化問題並以獨特觀點看待

> ### 焦點解決
> 找到有效方法並建立優勢

認知行為理論

阿爾伯特・艾里斯（Albert Ellis）和亞倫・貝克（Aaron T. Beck）是認知行為治療理論的兩位主要貢獻者。認知行為取向認為，個體失功能來自於個體對於經驗的解讀，而非經驗本身。[66]

另一個觀點談到人們的非理性信念影響了行為。透過認知行為治療，個案努力以健康的行為改變或替代破壞性的行為。

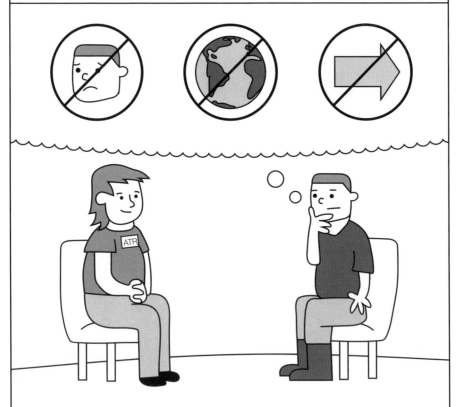

亞倫・貝克的重要貢獻之一是提出「負向認知三角」（negative cognitive triad）的概念，包括個體對自己、對世界、對未來的負面觀點。

認知扭曲

亞倫‧貝克認為，許多的認知扭曲會影響人們的功能。[67]以下，我們用一個學生案例說明這些觀點。

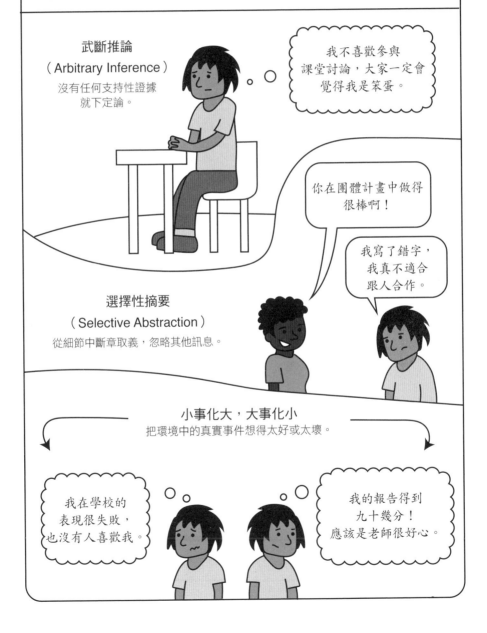

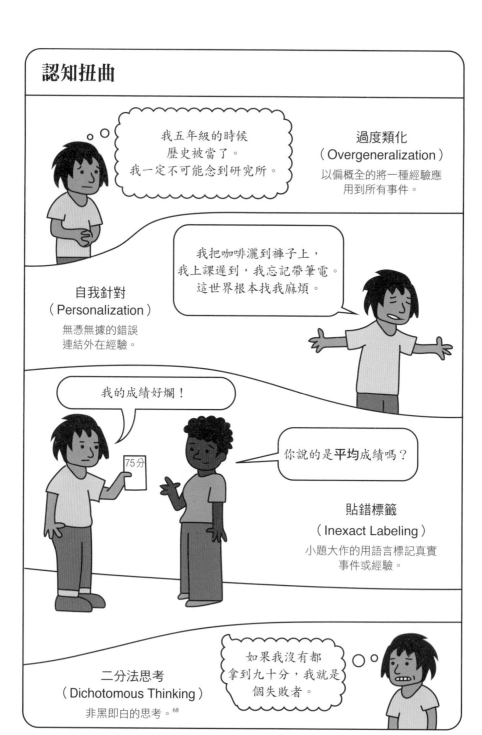

認知扭曲

我五年級的時候
歷史被當了。
我一定不可能念到研究所。

過度類化
（Overgeneralization）
以偏概全的將一種經驗應
用到所有事件。

我把咖啡灑到褲子上，
我上課遲到，我忘記帶筆電。
這世界根本找我麻煩。

自我針對
（Personalization）
無憑無據的錯誤
連結外在經驗。

我的成績好爛！

75分

你說的是**平均**成績嗎？

貼錯標籤
（Inexact Labeling）
小題大作的用語言標記真實
事件或經驗。

如果我沒有都
拿到九十分，我就是
個失敗者。

二分法思考
（Dichotomous Thinking）
非黑即白的思考。[68]

技巧

個案和治療師一起工作,建立符合現實的目標。認知行為治療師傾向於主動、直接、問題導向的方法,應用有效的技巧。[69]

心理教育

教導個案有關問題的潛在發生原因。

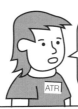

環境、遺傳和生理因素都可能影響焦慮。

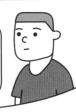

正增強

為了達到某種期望的行為,以刺激強化這個行為。

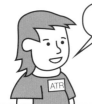

很棒!

謝謝!

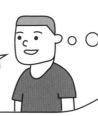

我想要一直做得很好。

因應技巧

鼓勵個案練習健康的管理情緒之方法。

下次我生氣的時候,我可以先來幾個深呼吸。

改變自我對話

辨識不精確的語言,學習具有現實感的思考和話語。

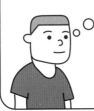

我做錯的時候,不能一直覺得自己是白癡。這只是個小失誤。

幽默

學習對有問題的思考發出微笑。

好呆啊!我竟然為這樣的小事忙得不可開交!

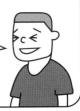

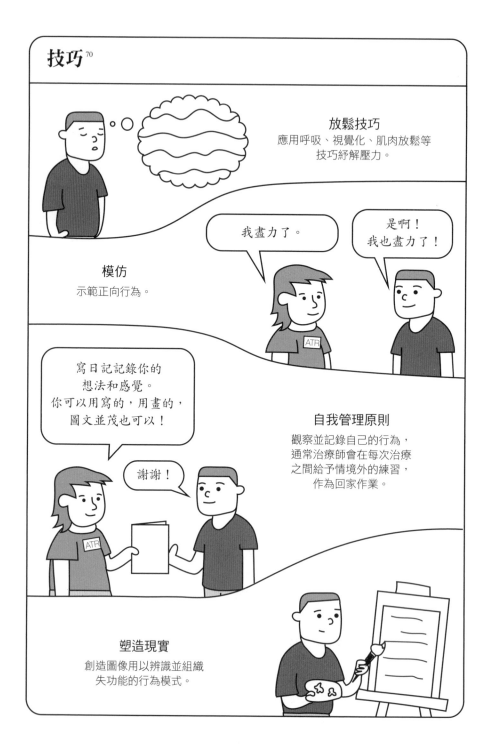

技巧 [70]

放鬆技巧
應用呼吸、視覺化、肌肉放鬆等
技巧紓解壓力。

模仿
示範正向行為。

我盡力了。

是啊！
我也盡力了！

寫日記記錄你的
想法和感覺。
你可以用寫的，用畫的，
圖文並茂也可以！

謝謝！

自我管理原則
觀察並記錄自己的行為，
通常治療師會在每次治療
之間給予情境外的練習，
作為回家作業。

塑造現實
創造圖像用以辨識並組織
失功能的行為模式。

認知行為取向藝術治療

認知行為取向藝術治療對於做決定和問題解決技巧特別有用。[71] 創作活動可能對增進注意力和發展內在控制感也很有效果。

認知行為取向藝術治療師可能會利用以下幾個技巧：

· 應用藝術創作發展因應策略。

· 比較幾件作品。

· 幫助個體以視覺化的方法重新框架負面事件。

· 將感覺以視覺意象創作出來。

· 改變負面意象，創造正向思考方法。

· 為了記錄行為模式，以視覺日記做為家庭作業。

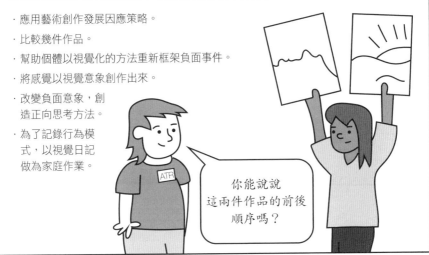

你能說說這兩件作品的前後順序嗎？

一位電腦程式設計師在嚴重的憂鬱症住院之後參與藝術治療，想要藉此更加理解情緒，並找到安全表達情緒的方法。[72]

第一次藝術治療時，藝術治療師建議創作兩件不同主題的作品：一件作品描繪入院前的生活，另一件描繪個案對於日間留院的期待。

第一件作品呈現低落與消沉感，好像浸入憂鬱的池子般。第二件作品畫了小草坡，個案說明了這代表對於自己狀況更為穩定的期待。同時，期望後續有更多溫暖的感受，因此加畫了太陽。

藝術治療幫助個案更為正面的看待自己的情緒，因而能更好的管理焦慮和憂鬱的情緒。

正念藝術治療

正念藝術治療（Mindfulnss-Based Art Therapy, MBAT）[73]是認知行為藝術治療的分支。正念來自於佛教，讓一個人專注於當下時刻。正念和藝術治療的結合，目標是建立「內在見證」（inner witness）的途徑，讓人更能覺知外在經驗。

藝術創作本身便能增加正念，正如心流（flow）通常在創作時發生。當藝術家處於心流狀態時，他們正經驗著將自己完全融合於創作狀態中而逐漸失去時間感。沃倫（Warren）認為，心流狀態能幫助個案理解自己的真實特質，有能力面對每日發生的問題。

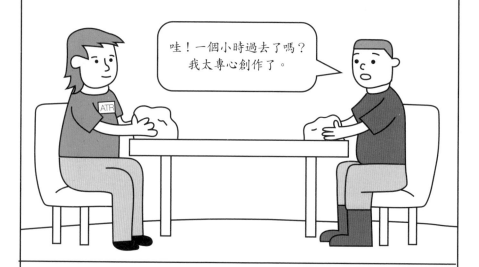

隨著心流的發生，以下是一些藝術治療促進正念的方法：

· 可於應用不同藝術創作媒材時，練習聚焦於每時每刻的覺知。

· 將內在覺知視覺化或以創作方式表現出來。

· 藝術家辨識情緒之後，以象徵表達方式展現情緒。

· 個案能學習藝術本位的放鬆方法和著陸技術（grounding techniques）。

敘事治療

麥克‧懷特（Michael White）和大衛‧艾普斯頓（David Epston）是敘事治療的兩位重要學者。這個取向強調人們敘說故事。[74]

治療師傾聽個案關於他們問題的故事，並尋找個案成功的時刻。治療師藉由更積極的角度，找出幫助個案重新創作其故事的優勢。

敘事治療通常具有以下幾個目標：

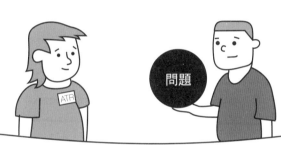

外化問題。

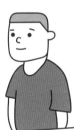

將個體和問題分開來。

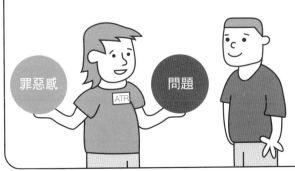

將罪惡感和問題分開來。

敘事取向藝術治療

藝術創作對外化問題有一定的效能。個案可以使用藝術媒材「創作自己的問題」。具體的藝術作品形式讓個體較容易從新觀點看待問題。[75]

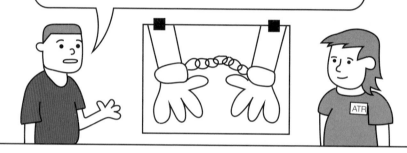

敘事取向可能對於創傷個案特別有幫助。當創傷倖存者反映出創傷記憶時，通常很難使用語言文字描述事件。

敘事藝術治療可以鼓勵個案將創傷經驗以視覺化的方法創作出來，如此便較容易重新排列這些經驗到較為正確的位置。逐漸揭露完整精確的創傷敘事，比較能降低創傷相關症狀。敘說故事能幫助個體經驗到創傷事件的結束，因此能開始由此事件邁向下一個階段。

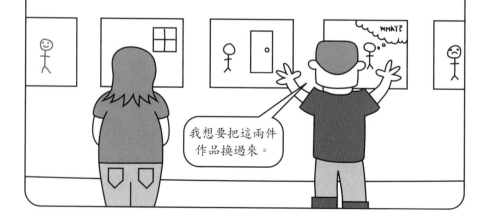

敘事取向藝術治療

以下為一個家暴機構個案參與藝術治療的案例。[76]她經常在倖存的情緒以及男友的性和肢體暴力之後，經驗到解離、惡夢、情境再現、父母的壓力。她希望能減緩症狀，並改善與兒子的關係。

藝術治療師在一開始的幾次藝術治療，聚焦於創傷的心理教育。個案練習著陸技術並創作安全空間之主題的作品。

當個案理解這個過程有效，且能容許探索創傷時，藝術治療師鼓勵她開始進行圖像敘事。後續的幾次治療，她創作了幾件創傷歷程的圖畫。其中一件作品畫了她向男友乞求的姿勢，如此她才能為兒子尋找醫療照護的資源。她在另一件作品畫了施暴者拿把槍對著他自己的嘴，威脅說要自殺。

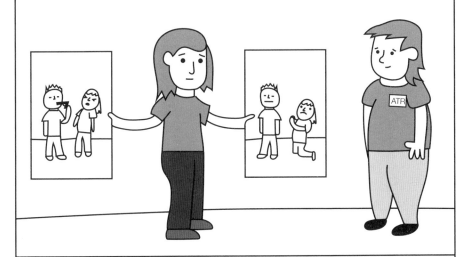

觀看上述這些作品時，個案可以理解這些都是過去的事情。治療近尾聲時，她表示自己比較不焦慮了，也不再經驗到情境再現的症狀。她感覺到自己已經有力量為此施暴事件去報警。

焦點解決理論

茵素・金柏格（Insoo Kim Berg）和史提夫・德沙澤（Steve de Shazer）
是發展焦點解決治療的兩位主要學者。[77]應用這個取向時，個案被鼓勵
討論他們的經驗和問題，治療師則引導他們思考解決問題的方法。這
個取向是未來導向的，核心議題是為了達成個案的目標。

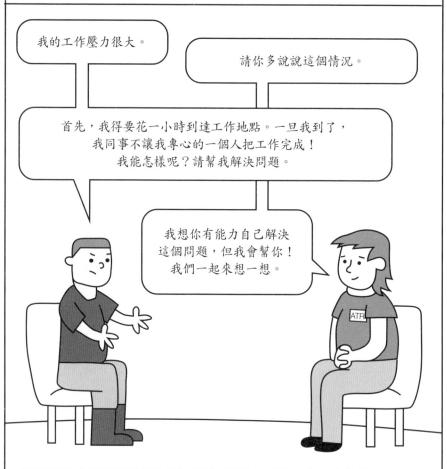

焦點解決治療師假設個案深刻理解他們自己的生命，也能找到自己的
解答。

焦點解決取向的原則

以下為焦點解決治療的幾個面向。[78]

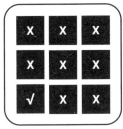

例外

相信每一個問題都有例外。

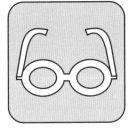

觀點

改變對問題的觀點以
取代問題本身。

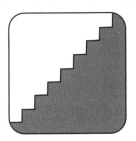

慢慢來

小改變帶來大不同。

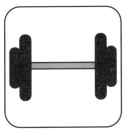

發現優勢

尋找有效的方法。

專注未來

較不思考問題來源而找出
未來的可能性。

焦點解決藝術治療

焦點解決藝術治療取向的個案和治療師一起工作，在治療期間設定現實目標。[79]心像創作可能對個體從獨特觀點看見自己的問題很有效。瀏覽觀看完成的作品之後，個案和治療師可以一起工作，找到可能的問題解決方法。

以下是焦點解決治療能替換成視覺媒材的技巧：

我總是感覺承受過度壓力。

想一想，哪個時刻你不會有這樣的感覺？能把這時刻畫下來嗎？

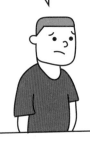

例外問句
（Exception-Finding Question）

治療師詢問個案哪個時刻他們不會經驗到自己所提到的問題。

假如今晚發生奇蹟，你也不再感到承受過度壓力，那會是什麼樣的情境？能畫給我看嗎？

我試試看。

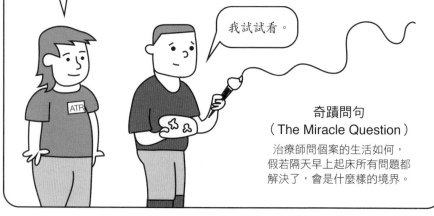

奇蹟問句
（The Miracle Question）

治療師問個案的生活如何，假若隔天早上起床所有問題都解決了，會是什麼樣的境界。

靜觀取向

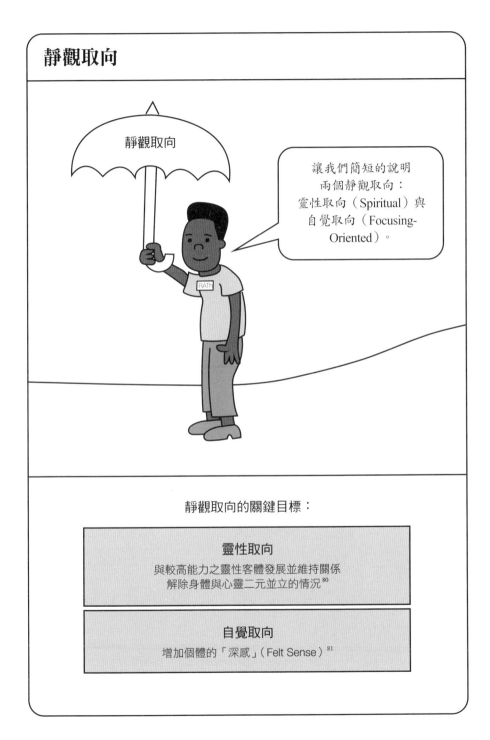

靜觀取向

讓我們簡短的說明
兩個靜觀取向：
靈性取向（Spiritual）與
自覺取向（Focusing-
Oriented）。

靜觀取向的關鍵目標：

靈性取向
與較高能力之靈性客體發展並維持關係
解除身體與心靈二元並立的情況[80]

自覺取向
增加個體的「深感」（Felt Sense）[81]

靈性取向

靜觀取向的治療師相信靈性是個體整體健康的關鍵議題。透過治療，個案能創造並維持與較高能力之靈性客體的關係。[82]

靈性藝術治療應用創造性歷程幫助個體理解並接納真實的自己。這個取向對於建立個體與靈性客體之間的連結同樣有幫助。治療師是個案治療旅程中的同伴。

靈性取向的重點如下：

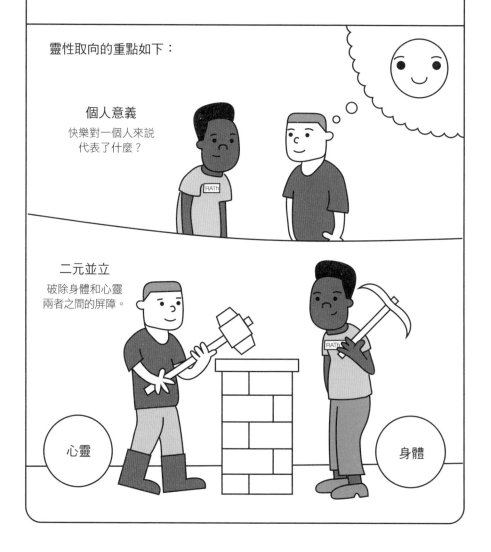

個人意義

快樂對一個人來說
代表了什麼？

二元並立

破除身體和心靈
兩者之間的屏障。

心靈

身體

自覺取向

拉帕波特（Rappaport）說明自覺取向藝術治療出自詹德琳（Gendlin）的自覺方法。詹德琳相信「自覺」是將注意力專注聚焦於「深感」，讓自己與當下整個融合。拉帕波特認為藝術創作是通往深感的有效途徑，以下是幾個步驟。[83]

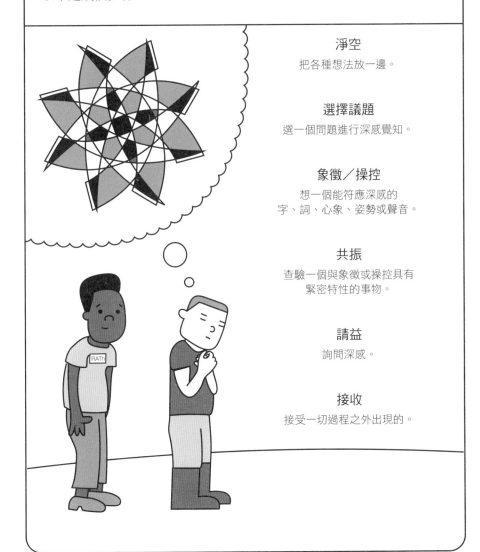

淨空

把各種想法放一邊。

選擇議題

選一個問題進行深感覺知。

象徵／操控

想一個能符應深感的
字、詞、心象、姿勢或聲音。

共振

查驗一個與象徵或操控具有
緊密特性的事物。

請益

詢問深感。

接收

接受一切過程之外出現的。

系統取向

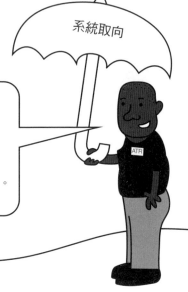

系統取向探討環境與
關係如何影響個體。
以下我們將先探討
女性主義與家庭系統取向，
接著我們會討論團體藝術治療。

系統取向的關鍵目標：[84]

女性主義
增進賦權（empowerment） 幫助被壓迫的個體發聲

家庭系統
不只是個別成長，而是在整個家庭系統中獲得成長

團體
社會學習 獲得歸屬感

女性主義理論

女性主義取向治療師能理解一個人所處的社會環境如何影響他們。這些治療師們倡導正向的社會改變，典型的工作是教育人們有關社會正義的議題。[85]

以下為女性主義治療的一些原則。

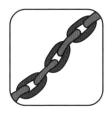

平等的治療關係

治療師決定以適切的自我揭露，
做為開放和普羅經驗的範例。
治療師能理解權力動力如何影響個案。

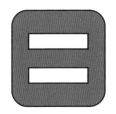

特權（Privilege）

治療師協助個案理解他們的社會
認同所給予的特權。

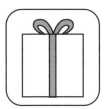

壓迫（Oppression）

治療師協助個案理解壓迫性如何影響他
們。壓迫性對心理健康有重要的影響。

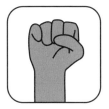

賦權（Empowerment）

治療師協助個案擁抱個人能力。

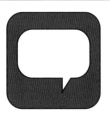

倡導（Advocacy）

個案被鼓勵倡議自己和他人。

介入

女性主義治療師會應用一些介入（Intervention）方法幫助個案面對他們自己的問題。[86]

社會認同分析
（Social Identity Analysis）

理解社會期待如何形塑思考與行為。
重新框架將聚焦在影響
個案問題的社會因子。

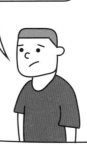

> 身為男孩，
> 我從小被告知不可以哭，
> 也不要表達感覺。對我來說，
> 現在要哭或表達感覺也很困難。

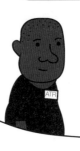

> 身為白人男子，
> 我擁有很多特權？

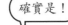

> 確實是！

權力分析（Power Analysis）

探討個體在社會當中
獲得權力的訊息。

社會行動
（Social Action）

鼓勵參與社會行動以
獲得賦權的力量。

重貼標籤（Relabling）

換個詞描述自己。

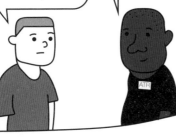

> 沒工作不代表我沒價值，
> 我是一個留守家中的
> 愛家男人。

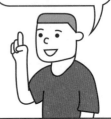

> 我想要開始做
> 志工服務！

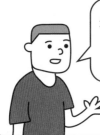

多元交織性

托勒（Talar）說明個體根據社會類別而擁有不同的經驗。認同很複雜，包括一個人不同面向的互聯。[87] 多元交織性（Intersectionality）的理論由金柏莉‧坎秀（Kimberlé Crenshaw）提出，談的是一個人受到自己身上所有的社會認同所影響。

交織性看起來大約像以下這張圖：

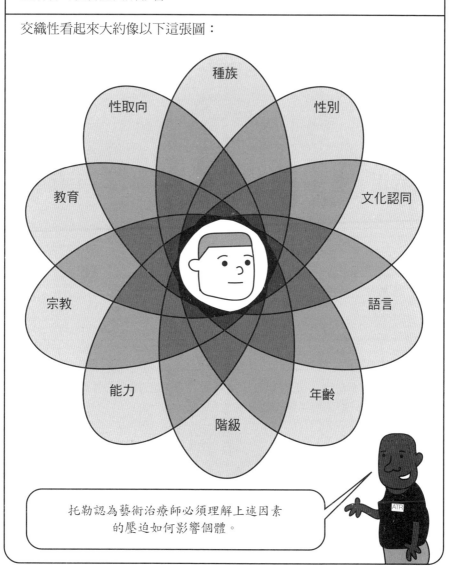

托勒認為藝術治療師必須理解上述因素的壓迫如何影響個體。

女性主義藝術治療

團體藝術治療對女性特別有幫助，她們能從團體成員的故事中經驗到正常化的感覺。女性能在團體中驗證內化的女性社會角色如何影響她們。[88]

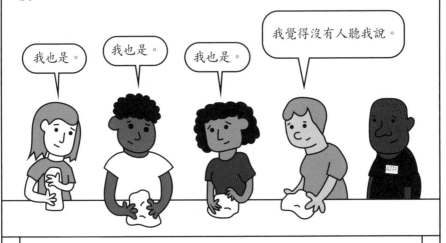

相較於上述，女性主義治療取向也對男性形成影響。男性會從經驗中學到特權，藉此定義男性特質與女性特質。

家族治療

穆瑞・包文（Murry Bowen）和維琴尼亞・薩提爾（Virginia Satir）是家族治療發展過程的主要學者。這個理論認為必須在家庭系統之脈絡中理解一個人。以下為家族治療的幾個假設。[89]

一個個別家庭成員的問題行為可能是：

1. 這個問題對家庭具有某種功能和目的性
2. 家庭的歷程不知不覺的保留了這個問題
3. 特別在發展的過渡期，這些問題造成家庭失功能
4. 具有代間傳遞之功能失調的模式

透過家族治療，治療師強調整個家庭系統皆需要調適各種模式，並找到解決辦法。這個意思是說，家庭中「被認定的病人」（identified patient）不會是治療的焦點

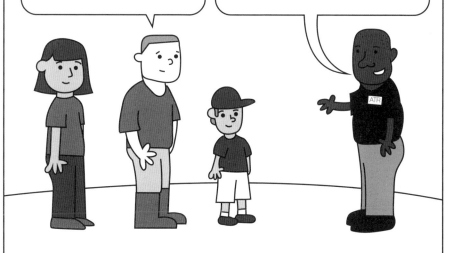

家系圖

應用家系圖（Genograms）是有效收集家庭資料的方法，包括畫上三代的家庭結構，內容包含姓名、年齡、生辰等。[90]

淑芬
35歲
1985年生

義雄
52歲
1968年生

個別家庭成員的紀錄
看起來像這樣。

多數的家系圖使用圓形代表女性，方形代表男性。還使用各種符號畫出家系圖！網路搜尋可以找到許多能用於家系圖的符號。

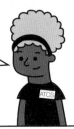

家庭系統圖看起來是這樣：

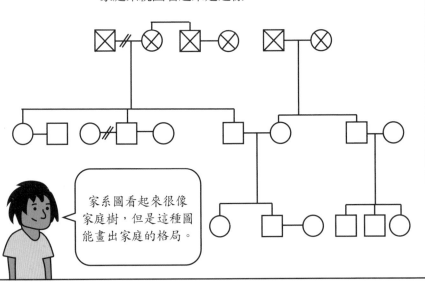

家系圖看起來很像家庭樹，但是這種圖能畫出家庭的格局。

家系圖能以視覺化的方法理解家庭史。將藝術創作帶入家系圖也很有效，例如家庭成員可以選用一個視覺意象代表他們的家庭，如此能提供額外的覺察。[91]

家族藝術治療

家族藝術治療的目標是增進整個家庭成員間的溝通能力，辨識家庭共處模式之優勢與限制。藝術在此包含了遊戲式活動；所有年齡層的家庭成員在家族治療時都要能參與，也具有同等的發言權。[92]

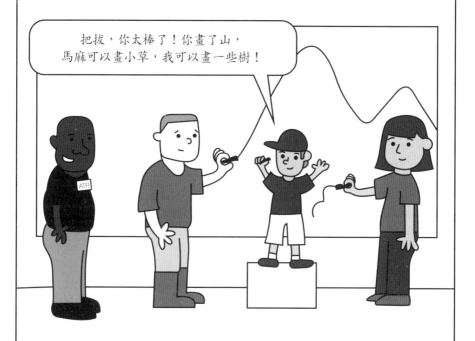

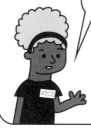

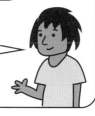

團體藝術治療

沃勒（Waller）說明了以下幾個團體藝術治療的優點。[94]

人們通常以語言溝通，藝術表達能繞過堅不可破的語言防衛。

> 明峰，你是對的！我畫這張圖的時候還不了解自己的溝通需求，但畫完之後在圖畫上看到這部分的意義。

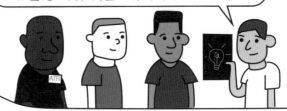
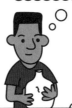

團體成員被鼓勵應用各種媒材來自我表達。

> 一開始，我很怕動手，但看到大家做的，我想我應該也可以。

> 我沒想過原來我也能創作，我對自己的作品感到驕傲啊！

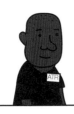
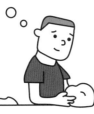
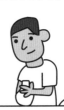

> 這作品讓我想到市區中的單行道。

> 我覺得作品反映了我對未來的目標。

> 這作品讓我想到新的開始。

作品在團體中具有象徵性意義，且對不同成員之意義可能不一樣。

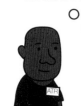

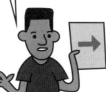

團體藝術治療

團體成員可能經驗到自由聯想，壓抑的經驗因此透過作品浮現出來。團體可以共同經驗這個歷程。[95]

> 我的作品浮現了一些人生的暗黑面，但是這個團體讓我感覺好多了。

成員沒有相互觀察就在團體中產出類似的符號，可視為共鳴的證據。[96]

> 你學我畫嗎？

> 搞什麼！這好像你就在我的腦袋裡！

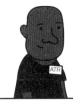
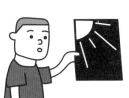
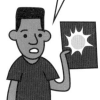

藝術作品可以應用來探討投射意義。

> 我在這件作品上第一個看到的是爆炸的岩漿！

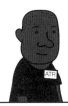

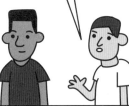

> 所以，這是什麼意思呢？

> 我們來問問團體吧！

成員間的互動可以降低單一成員對領導者解析圖畫的期待。

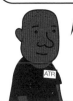
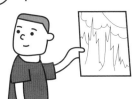

團體藝術治療

在語言為主的團體治療裡面，我覺得大家都盯著我看。如果看著我怎樣畫畫，會讓我感到比較不受傷。

和傳統的語言治療相較之下，藝術治療團體可能較不具威脅感。[97]

藝術媒材可以平衡治療的嚴肅感。

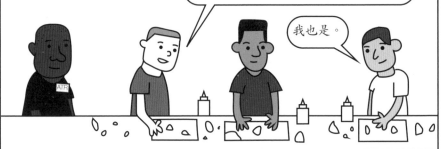

我來治療之前很擔心，來了之後發現很好玩。

我也是。

藝術作品提醒大家團體當中發生的事情。

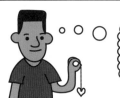

這個吊飾提醒我要演練自我照顧。

藝術創作改善問題解決能力，也增進創作思考技巧。

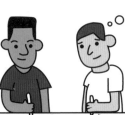

哎呀，我搞砸了！不過我可以把這條線改畫成一座橋！

團體藝術治療的案例

威廉斯和特里普（Williams and Tripp）說明三種藝術治療團體。[98]

工作室／社區取向（Studio/Community-Based）

團體成員各自創作，領導者並不提供特定的引導或主題。
這個取向增加社區人士創作表達的機會，並提供社交空間。

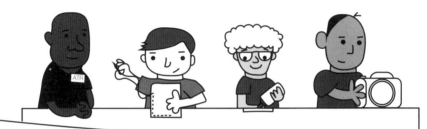

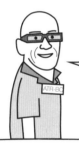

請把你的生命想成一條道路，這條道路會長成什麼樣子？

主題／任務取向（Theme/Task-Focused）

團體領導者會提供所有團體成員一個特定主題去探索其中意義。這個取向在面對同樣問題的同質性團體很常見。[99]

歷程取向（Process-Oriented）

這個取向強調團體成員間的互動，因此這種團體形式可能是直接與間接引導的各種組合。

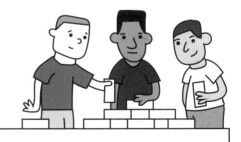

大多數的團體領導者在大家完成創作活動之後，留一些時間讓大家談談自己的作品。

考量

考量團體中的安全感很重要，尤其是團體成員具有差異性，或當中有人帶著未知的創傷史。假設其中一個成員產生創傷反應，則整個團體都會受到衝擊，因此團體開始之前要非常仔細的評估如何引導。

以下是幾個團體藝術治療需要考量的重點。[100]

這是長期或短期團體？

每一次的團體時間多長？

團體的治療目標為何？

團體中每個成員的發展階段為何？

不宜太早帶領團體創作……治療師應該等到團體成員之間較為熟識，才考慮團體創作。

團體成員對於治療師所提供的媒材有安全感嗎？

治療師有沒有足夠的空間收藏每一位團體成員的作品？

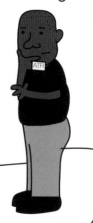

治療師應該使用直接或間接的創作引導取向？

這個團體成員的情況為何？

假如治療師在團體進行到中途時轉換工作取向，則必須能符應治療目標。

亞隆的療效因子

歐文・亞隆（Irvin Yalom）提出十一個療效因子，能帶動治療團體當中的成員改變。[101]

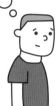

這些人不會有錯的！這個團體真的幫助我很多！

希望感
（Instillation of Hope）

這是一種相信治療一定有效的想法，團體本身能帶給成員希望感。

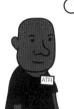
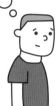

這樣的事也發生在我身上啊！

普同感（Universality）

團體成員中的若有人擁有類似經驗，能帶來普同感的效果，這是在個別治療中不會發生的內容。

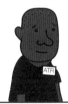
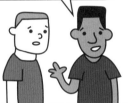

資訊傳遞
（Imparting Information）

這是心理教育觀點，讓經驗本身變得正常化，還能學習一些面對問題的秘方。

我聽說，我們這類情況的人經驗到情境再現很常見，聽起來很正常的。

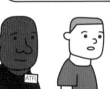
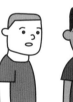
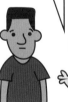

利他主義（Altruism）

利他主義是對他人的無私想法，利他思維能破除反覆單一的思考，進而產生正向感覺。

團體中每個人都有各自的難處，等下我要說說一些激勵人心的話。

亞隆的療效因子[102]

原生家庭矯正經驗
（Corrective Recapitulation）

原生家庭團體中，強調原生家庭
為一個人最原初成長的地方。
這類治療團體是一個社會縮影，
反映了每個人的原生家庭狀態。
團體歷程能重新框架
早期家庭關係和經驗。

首先，你讓我想起我
那蠻橫的哥哥。但現在
我比較認識你了，
我知道你們只是
想要幫助我。

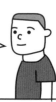

我不喜歡你打斷我的話語。

發展社交技巧
（Development of
Socializing Techniques）

這包括說話的時候不具攻擊
性。這可以做為治療性團體中
的積極意圖，或是團體進行時
自然獲得的結果。

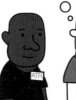

王小明在我說話的時候看著我，我應該也要這樣。

模仿行為
（Imitative Behavior）

這包括觀察他人以獲得學習社
會技巧的靈感，個體能內化新
行為，並應用在團體以外。

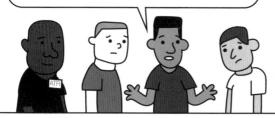

跟你分享的時候，我感覺很尷尬，
但非常感謝你對我的關心與同情。

人際學習
（Interpersonal
Learning）

這個療效因子的意思是以
具有意義的方法與他人連
結。個體可以感到他人的
良善，甚至能在感到羞恥
的情況下與人分享經驗。

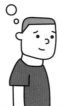
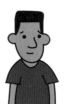
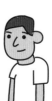
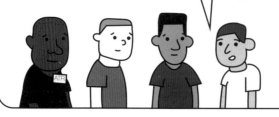

亞隆的療效因子[103]

團體凝聚力（Group Cohesiveness）

團體凝聚力讓團體中的個體感覺自己在團體中是為了其他人而存在。
感受團體能夠如何幫助自己，能有效增加凝聚力。
這並不是說團體中沒有衝突，比較像是團體中的歸屬感。

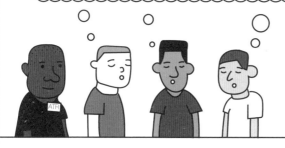

情緒宣洩（Catharsis）

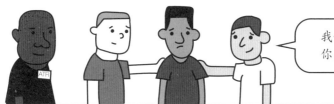

情緒宣洩是感受的釋放。
情緒宣洩發生的時候，
以理智的方式理解是
很重要的事情。

存在性因子（Existential Factors）

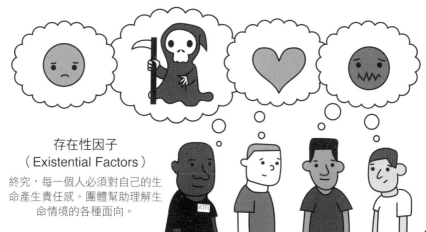

終究，每一個人必須對自己的生命產生責任感。團體幫助理解生命情境的各種面向。

團體動力

團體藝術治療師聚焦於個別團體成員之間的動力。觀察團體成員如何參與團體，能發現團體中的關係動力。[104] 舉例來說……

哪一位成員在看
另一個人創作？
哪一位成員獨立創作？

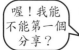

喔！我能
不能第一個
分享？

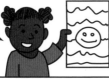

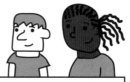

哪一位
成員能分享
作品？

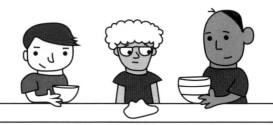

快看，正針一針，
反針一針。

假如你鉤錯了……那好吧……
反正就是一直鉤下去！

哪一位成員幫助其他人？

哪一位成員總是開玩笑？

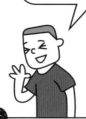

這些都是我的紙！不是你的！

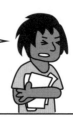

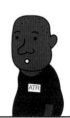

哪一位成員跟媒材過不去？

團體藝術治療取向

這一頁整理三種藝術治療師帶領團體藝術治療時的取向。[105] 我們來仔細看看。

分析式（Analytic）

在分析模式中，改變的推動者通常是治療師，其角色是中立的觀察者。主要動力來自治療師對移情的查驗和分析。藝術創作通常是間接引導，目標很可能是發現自然發生的抗拒（resistance），以實現洞察力和改變。

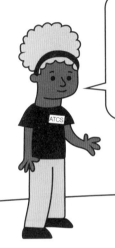

> 這個取向聚焦在個人早期與近期生命史的訊息探索，和其他兩種取向不大一樣。

人際交往模式（Interpersonal）

人際交往模式又稱為交互模式（interactive model），將團體做為改變的媒介，主要動力來自團體成員與治療師之間的行動與行為。藝術治療師通常以不同程度透明化的指導模式帶領成員進行創作活動。團體的目標是創造一個正向的人際交往經驗，並期望參與成員能轉移這樣的經驗到團體外。

藝術本位團體治療模式（Art-based Group Therapy）

藝術創作包括創作歷程和作品，藝術本位團體治療的架構是改變的媒介。其中主要的動力是透過藝術創作進行溝通。藝術治療師通常和個案一起創作，傾向於使用間接引導的取向。藝術本位團體的目標是透過媒材表達口語難以說清楚的內容，如此能導向情緒釋放和團體接納。

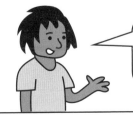

> 這裡談的人際交往模式和藝術本位團體治療都強調此時此刻。

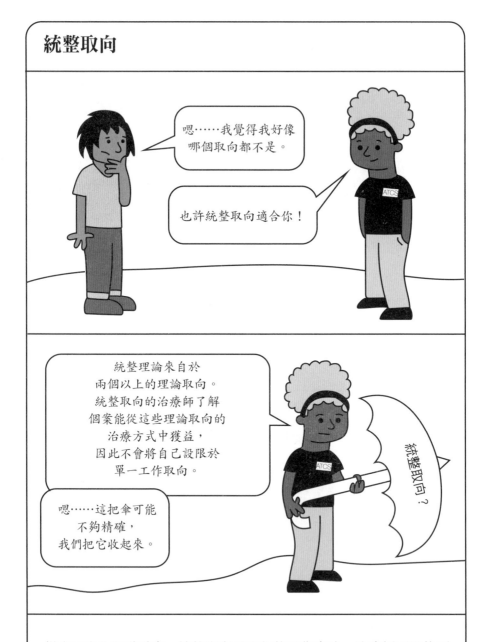

從多元文化觀點看來，統整取向是理想的工作方法。治療師可以找到適合個案的工作理論，而不是讓個案適應哪個理論取向。[106]

統整的類型

以下為幾種不同的統整模式。[107]

我的個案若以自己的故事進行重新對話將獲益良多，所以我會應用一些敘事治療的技巧。

另一個個案看起來受困於消極的自我對話，因此認知行為治療技術可能有效！

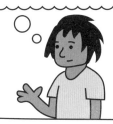

技術統整

辨識特定個案的問題，
並應用最佳治療技巧幫助他們。

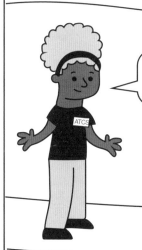

我認為我是認知行為取向藝術治療師，
但我對其他取向採開放態度。

同化的統整（Assimilative Integration）

選用一種特定的理論，
但加入其他合適理論的治療原則。

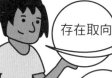

完形取向

存在取向

焦點解決取向

認知行為取向

嗯，我瞧這些理論都強調了「此時此刻」。

共同因素

在不同理論取向找到共通的觀點。

選擇哪一種取向？

剛開始工作的藝術治療師通常難以選擇工作取向。維德森（Wadeson）
認為，應該按照個案需求選擇工作取向。[108]

為了說明一個藝術治療師如何統整理論，維德森以不同服裝店選用衣
飾作為隱喻。基本上，藝術治療師整合這些理論時，需要思考對個案
狀況的成效。

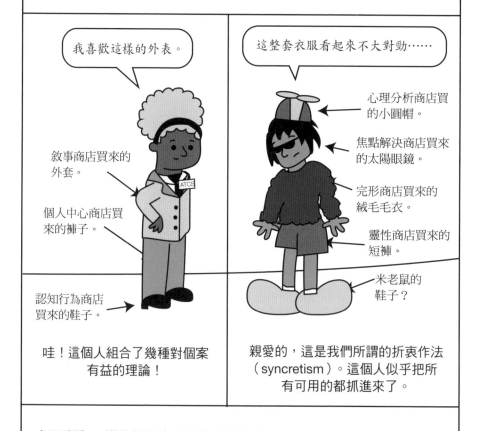

柯里認為，縱使對整合理論抱持開放的態度，至關重要的是考量治療
師的特質。[109]選擇理論取向時，需要考量治療師的優勢，這樣治療師
才會是一個真實的人。[110]換句話說，不需要改變自己去配合理論！

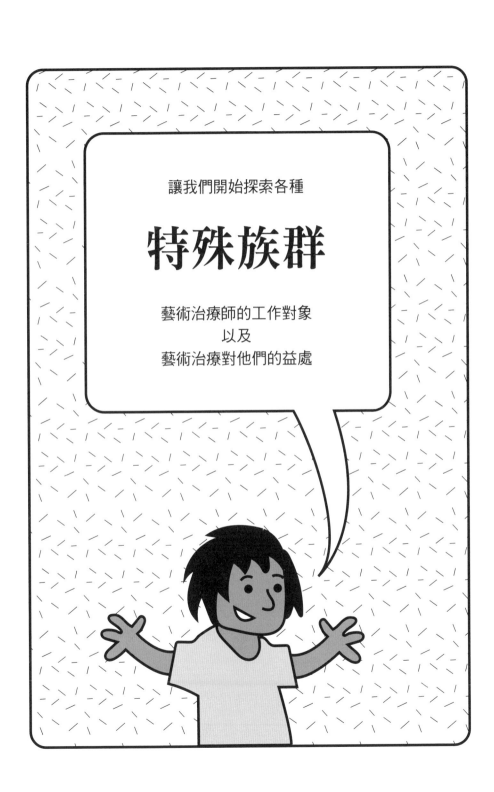

特殊族群簡介

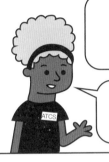

現在你知道藝術治療師的工作對象包括個人、團體、家庭、社區等，這裡我們要仔細看一些藝術治療師可能工作的特殊族群。

關鍵字是「一些」。偉大一點的說，藝術治療師其實可以跟任何人工作。

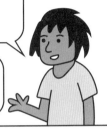

這是真的！不同年齡層和發展階段的人們都可以從藝術治療獲益。藝術治療對以下族群特別有效：[1]

不能說話的人
很難把思考化為文字的人
很難溝通的人
抗拒傳統語言治療的人

在我們開始談特殊族群之前，我們來明說一些藝術治療師常常聽見的話。

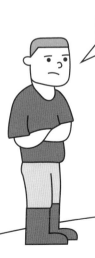

哎呀……我不能做藝術治療啦！
我又不是藝術家！我也沒有創造力！
我連直線都不會畫！我只會畫火柴人！

再想想！

能從藝術治療獲益的人們不需要是藝術家。

明白這個道理了吧！我們繼續看下去。

兒童 [2]

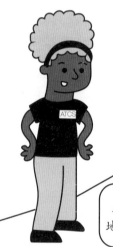

這個族群需要什麼？

增加對衝動行為的理解

辨識與表達感覺

增加健康的創造性成長

培養自信心

發展內部秩序感

增加挫折容忍力並提升專注力

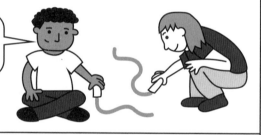

藝術治療如何幫助兒童？

兒童畫圖的時候能探索幻想和恐懼；創作提供他們在安全空間面對害怕的機會。

兒童能在藝術治療團體中學習耐心、合作和分享。

藝術創作的感覺與動覺面向幫助兒童釋放內在張力。

藝術創作讓兒童有機會學習控制與負責任。

兒童能從自己的創作當中發展自信心。

兒童學習在可接受的行為當中主導衝動，例如搗黏土。

空間與時間的恆定性幫助兒童發展內在秩序。

他者看見完成作品，使得創造性歷程充滿賦能的力量。

兒童沒有足夠的語言表達感受，因此以圖畫呈現。

兒童與青少年性侵害倖存者

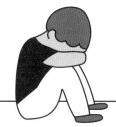

這個族群需要什麼？

增進賦能

辨識優勢

信任他人

發展新的控制感

削弱創傷經驗感受

藝術治療如何幫助這個族群？

藝術治療的過程，受害者不需要用語言陳述他們的創傷經驗。要把這樣的經驗付諸言語實在太不舒服，也幾乎不可能。

比起口語治療，藝術治療較不具威脅感。

藝術治療空間讓兒童與青少年感到愉悅。

假如引導和鼓勵兒童與青少年參與藝術活動，他們更能投入治療。

創傷記憶是視覺意象，以藝術創作的方法處理比口語表達更有效能。

藝術是賦能的，可幫助重新獲得控制感。

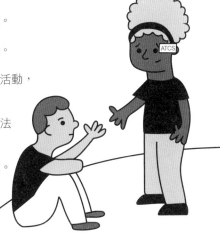

性侵害倖存者之案例故事

這是一個被性侵的六歲女孩案例。[4]以下是她被送到精神科急性病房期間,參與藝術治療的故事。她表現出來的是攻擊和性有關之不適切的行為。藝術治療師在醫院的藝術創作工作室應用間接取向與她工作。

個案第一次進入這個房間時,她立刻快速的拿取一大堆創作媒材,拿了很多一大罐的彩繪顏料,開始倒入比較小的容器裡面。藝術治療師想幫她,但她說要自己來。

個案把所有顏料混在一起,弄得髒兮兮的,看起來很像是象徵性的表達了對加害者的混亂感受。她對加害者的描述充滿衝突,總是說她很愛這個人,卻又不時的說他是壞人。

她使用各種混色的手指畫,也說她要這樣把整張紙塗滿。接著,她要了一個大盒子,說要把自己的作品收藏在裡面。髒兮兮的亂塗加上要一個盒子裝作品,這樣的創作方式持續了好幾次藝術治療的時間。這個小病人總是把自己黏糊糊的作品收在一個盒子裡,吩咐藝術治療師要收好。

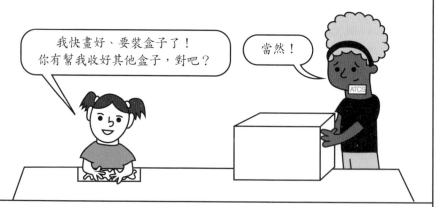

個案在每一次的藝術治療中或多或少都會說一些自己亂七八糟的情緒,通常圍繞著受到性侵害這件事情。出院時,她對自己的感覺比較清楚明白了。當藝術治療師最後把盒子給她的時候,個案說這些盒子要留在醫院,或許這是個案把創傷拋諸腦後的方法。

自閉症譜系障礙[5]

這個族群可能經驗到：	這個族群需要什麼？
社會溝通困難	改善肌肉的精細與大動作技巧
反覆的動作和語言	增進合作與社會技巧
固著的行為和語言	強化抽象思考技巧
不一般的情緒感受	

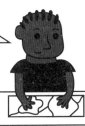

我一點也不喜歡黏糊糊的東西，但是手指畫很好玩！

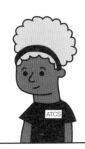

藝術治療如何幫助這個族群？[6]

藝術創作似乎能幫助這類個體改善運動協調和想像技巧。

藝術治療師通常提供刺激感官的媒材，讓個體經驗到對感官歷程緩慢的減敏。

團體藝術治療幫助個體演練社會技巧。藝術創作能拓展溝通能力。

視覺線索對於社會覺知和情緒學習有效果。

比起其他治療取向，藝術治療明確的視覺表現之目標，可能較不引起挫折。

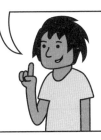

藝術治療可以幫助自閉症譜系障礙患者之家庭！家庭成員可以學習如何應用結構性活動，讓自閉症個體在家能較為穩定。

注意力失調及過動症 [7]

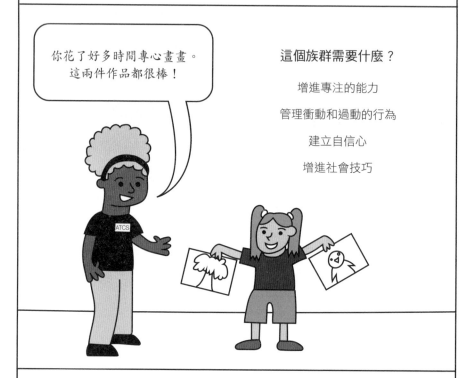

> 你花了好多時間專心畫畫。
> 這兩件作品都很棒！

這個族群需要什麼？

增進專注的能力

管理衝動和過動的行為

建立自信心

增進社會技巧

藝術治療如何幫助這個族群？

藝術治療的過程，兒童能重新定向自己的能量，以「維持專注力，將能量應用在傾聽與學習，並有效應用學過的資訊。」[8]

藝術創作形成一個治療性質的結構，激勵正向經驗。

個體能演練策略以獲得學校的學習成效。

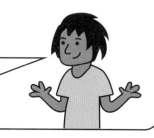

> 別忘了注意力失調及過動症者的家庭！
> 藝術治療能幫助這樣的家庭建立界線，
> 幫助他們學習較具有效能的家庭生活。

社會、情緒、行為問題[9]

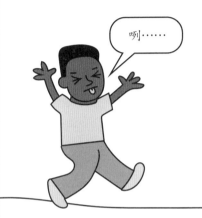

咧……

這個族群需要什麼？

增進情緒規律

降低或管理勢不可擋的情緒

限制「宣洩」行為

降低羞恥感

增進溝通

藝術治療如何幫助這個族群？

藝術作品的象徵能產出情緒和心理距離，讓個人經驗的分享變簡單一點。

藝術治療師能鼓勵個體思考自己的正面特質。

藝術創作能帶來自主控制感，
讓創作者對事物感覺較好。

藝術治療師能促進情緒釋放，
並藉由動感創作活動改善情緒狀態。

對那些很少與成年人有正面相處
經驗的族群而言，藝術治療提供
與一位成年人相處的正向經驗。

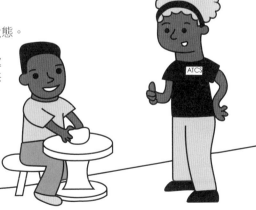

學習障礙[10]

這個族群增加的風險包括：

失業以及社會孤立

受限的內在資源而無法良好管理情緒

口語表達的困難

這個族群需要什麼？

理解並表達複雜的感覺

增強賦能與自治力

感覺安全與涵容

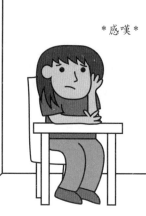

感嘆

藝術治療如何幫助這個族群？

藝術為語言表達有困難或沒有語言的個體提供個別化的溝通方式。

藝術作品讓個案的聲音被聽見。

藝術創作增進個案理解自己的想法與感受之能力。

藝術治療團體提供演練社會技巧的機會，並讓他們從中獲得自信。一個不批判的團體能帶來安全感，並讓成員感受歸屬感。

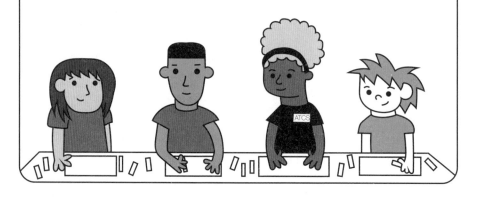

學習障礙的案例故事

以下案例[11]是一個被診斷為學習障礙和注意力失調及過動症的年輕女性，症狀影響她的口語溝通能力。由於對講錯話感到很焦慮，她很難在同儕團體中交到朋友。

藝術治療過程中，她很害羞也很內向，但看到藝術媒材的時候很開心。前幾次治療的過程，她和藝術治療師分別安靜的各畫各的圖畫。

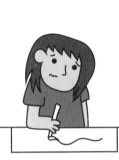 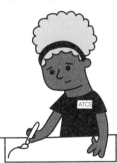

很多次之後，藝術治療師建議兩個人一起畫。
他們繼續安靜地一起畫，畫在同一張紙上。
這個方法讓她們能以非語言的方式溝通，
發展較為良好的治療關係。藝術
治療師鏡映個案的歷程，通常
內容包括了情緒表達的內涵。

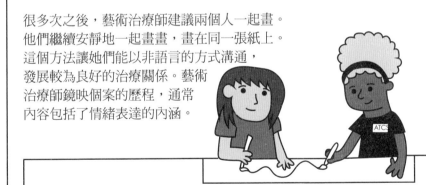

沉默對這個個案來說很重要，因為她的溝通困難在安靜畫畫的時候並不凸顯。藝術治療提供這個個案透過藝術作品溝通，進而和另一個人產生正向經驗。個案在藝術治療的過程建立了自信和勇氣，她開始更頻繁的在同儕面前說話。

青少年[12]

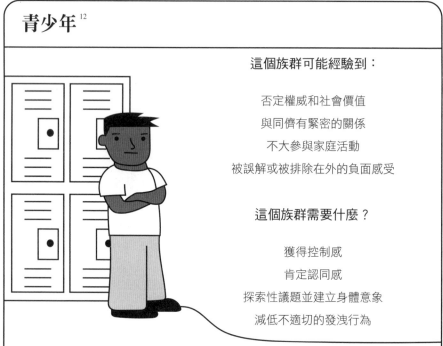

這個族群可能經驗到：

否定權威和社會價值

與同儕有緊密的關係

不大參與家庭活動

被誤解或被排除在外的負面感受

這個族群需要什麼？

獲得控制感

肯定認同感

探索性議題並建立身體意象

減低不適切的發洩行為

藝術治療如何幫助這個族群？

個體可以透過個人藝術創作探索連結與依附。

藝術創作對於安全表達負面情緒很有效果。藝術在個體和情緒之間創造了距離。

個人藝術表達能鼓勵個體獲得認同感。

藝術在個人掌控之下，創作者的選擇創造了最後的作品。

個體能在作品上應用隱喻，以間接的方法創造討論問題的空間。

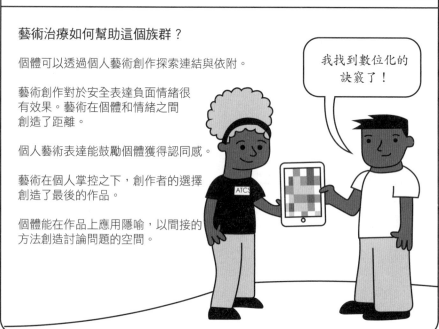

同志族群和社群[13]

這個族群增加的風險包括：

憂鬱與焦慮

自殺

歧視

霸凌與騷擾

情緒混亂

藥物和酒精的依賴

這個族群需要什麼？

減低困惑和孤獨感

探索性傾向或是性別認同

因應羞恥感和歧視

改善自尊心與情緒安全感

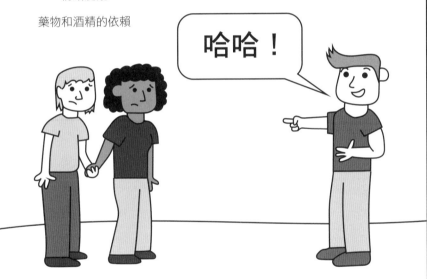

藝術治療如何幫助這個族群？

藝術治療師能鼓勵個體安全探索與社會規範相關的認同。

藝術治療師協助個體辨識他們周遭與認同相關之羞恥感與仇恨感。團體工作可能對於相互分享經驗特別有效。

藝術治療可以改善情緒安全感。

飲食疾患[14]

這個族群可能經驗到：	這個族群需要什麼？

這個族群可能經驗到：

控制需求

扭曲的自我感

身體意象的議題

對食物的偏執想法

與他人爭辯食物和節食計畫

益發增加的焦慮感

這個族群需要什麼？

改善身體意象和自我接納

改善問題解決技巧

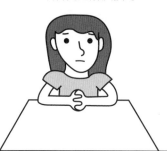

藝術治療如何幫助這個族群？

透過藝術創作，個案可以為自己的復原和治療扮演積極的角色。

藝術治療可以幫助個體放棄外貌是生命中最重要的事之想法。

自由創作或可幫助個案學習如何扮演真實的自己。

視覺表徵外化了扭曲思維，或能幫助個案更客觀的面對問題。

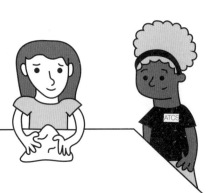

藝術治療能幫助個案重新認識正向特質的自己。

藝術治療能幫助個案連結自己的聲音，少聚焦於他人的期待。

藝術創作可以降低焦慮。

成癮者[15]

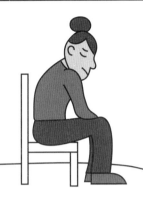

這個族群需要什麼？

應付並減低與成癮相關的羞愧感

減低孤獨感

減低控制需求

增加安全行為

藝術治療如何幫助這個族群？

特定的藝術創作經驗可以帶動個案放棄控制需求。

個案能在團體藝術治療中獲得他人的肯定。

支持的環境幫助個案建立連結。

藝術治療幫助個體遠離來自社會的危害訊息。

藝術治療過程中，個體能學習破除完美主義或害怕改變這類自己建立的規則。

藝術創作幫助個體溝通和表達壓抑的情緒。

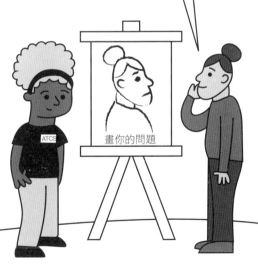

藝術治療能克服否認的防衛機制，
這是成癮治療的主要目標。

憂鬱症 [16]

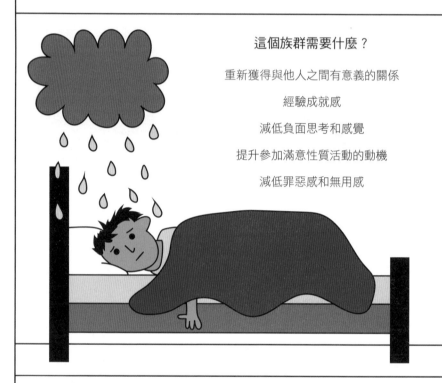

這個族群需要什麼？

重新獲得與他人之間有意義的關係

經驗成就感

減低負面思考和感覺

提升參加滿意性質活動的動機

減低罪惡感和無用感

藝術治療如何幫助這個族群？

團體工作可能降低跟憂鬱相關的社會退縮行為。

藝術創作增加個案的創造力和動機。

藝術治療幫助個案有效接納並表達情緒，也能增加情緒的自覺。

藝術治療提供生活中正向改變的機會。

個體可以在藝術創作或真實生活情境學習接納可為和不可為之事。

藝術治療的正向經驗能打斷負面思考。

藝術創作能為一個人的生活增加意義。

醫療場域[17]

這個族群需要什麼？

重新獲得控制和自主性

重新建立希望感和自尊心

面對死亡並發現生命的意義

因應疾病

你今天
感覺如何？

身體方面，
還是情緒方面？

藝術治療如何幫助這個族群？

藝術創作提供病人感受控制與自主性。

疾病治療過程的藥物和針劑等治療不適，能透過創作媒材提供舒適感。

藝術治療幫助個體發現自己的優勢，重新建立與人的連結。

藝術創作的過程幫助人們因應疼痛或不適。

個體可以應用視覺化意象更有效的和醫療人員溝通。

個體能透過藝術創作更主動的參與治療。

治療後的過渡時期，康希爾（Councill）鼓勵個體製作相片剪貼簿，以利與他人重新建立連結。

人格疾患[18]

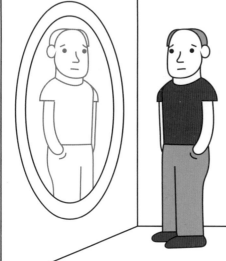

這個族群需要什麼？

能夠經驗穩定的自我感

調節、理解、表達情緒

發展問題解決技巧

藝術治療如何幫助這個族群？

藝術治療能幫助個體改善感官知覺，情緒調節和洞察力。

個體能學習經驗正向的自我感。

藝術創作能幫助個體表達感受。

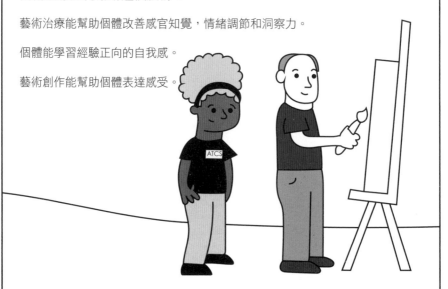

邊緣型人格障礙之案例故事

這個案例[19]來自於一個康復中心的藝術治療團體。所有的團體成員皆為被診斷為邊緣型人格障礙的女性。這個個案有情緒與身體受虐史，她經常性的自傷。

許多次藝術治療之後，藝術治療師留意到這位個案多數作品都具有生動逼真的特質，但也都說圖畫上的某個地方很糟。例如有一次這個個案畫了一個天使。

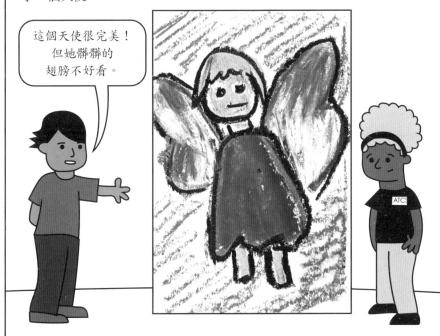

> 這個天使很完美！
> 但她髒髒的
> 翅膀不好看。

這個天使是一系列類似作品的其中之一，可能象徵了個案自己。翅膀上的髒污可能代表她在受虐中存活下來。

這個個案從團體成員中獲得支持，也能從自己的圖畫內容中獲得覺察。藝術治療工作室成為一個安全的空間，讓她能透過畫圖而從自傷行為中昇華。

思覺失調症[20]

這個族群需要什麼？

減低和疾病相關的內在和社會標籤

減低無望感和自我懷疑感

強化自我感

重新獲得社會和職業角色

獲得區分外在和內在經驗能力的控制感

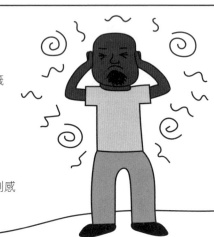

藝術治療如何幫助這個族群？

這看起來很像
我腦袋裡
的東西。

個體會被賦予一個藝術家的認同，而非認定他們是有心智疾病的人。與另一個人連結可能打破內在循環。

藝術可能幫助個體外化內在現實，因此治療師較能理解他們的經驗。

藝術治療師提供個體一個討論獨特經驗的空間，
且不需要擔憂被批判。

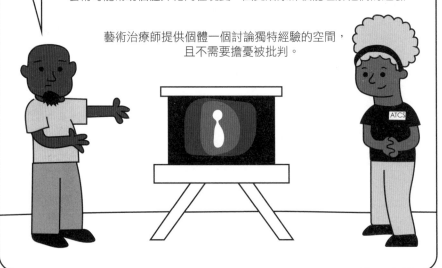

悲傷與失落

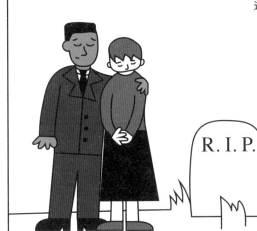

這個族群需要什麼？[21]

接納並修通失落的傷痛

失落相關情緒的正常化

建立新的關係

減低情緒孤獨感

增進因應技巧

藝術治療如何幫助這個族群？[22]

個體能透過表達和轉化感受再次創造自己。

藝術創作幫助保留所愛的失落客體之正向記憶。

在創作中表現對所愛客體之記憶可能幫助創作者接納失落。

透過藝術治療支持團體，成員能在分享故事時與他人連結，這過程能激勵療癒與希望感。

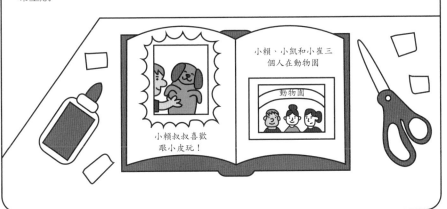

家暴倖存者[23]

這個族群可能經驗過：	這個族群需要什麼？
身體或性方面的攻擊	獲得正向關係和社會支持
操控和孤立	建造機構和抵抗
背叛和羞辱	住處與家庭改變的調適
	重新恢復認同感
	有效的安全計畫

藝術治療如何幫助這個族群？

討論受虐幾乎是困難又不可能的事情，藝術創作可能為受害者提供一種較不具威脅的敘說方法。

藝術治療以藝術表達更新個人的賦能感。

藝術治療可能在親子之間提供正向經驗。

藝術治療加上心理教育內容，可能有效的預防暴力再次發生。

藝術治療師能教育個案有關暴力循環之意義。

個案能學習造成強烈情緒反應的觸發因素。

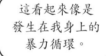

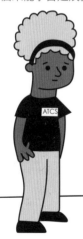
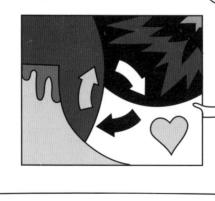
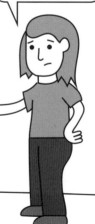

街友[24]

這個族群需要什麼？

建構復原力，能因應壓力，設立目標。

獲得自尊心和自我決定權，與優勢重新連結。

建立並維持內在與外在的支持系統。

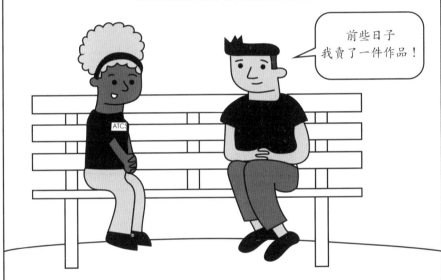

藝術治療如何幫助這個族群？

藝術治療師提供安全空間讓個體轉移壓力情境

參與藝術活動能讓個體演練復原力與問題解決能力。

個體可能開始視藝術為生命中的恆定事件。

個體可能在藝術社群中建立支持系統。

練習藝術創作可能增進個體對於自我即藝術家的認同。

個體可能從販售作品獲得經濟支持。

退伍軍人[25]

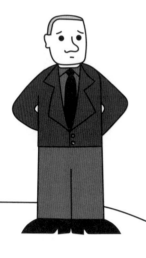

這個族群需要什麼？

緩解罪惡感

緩解戰爭帶來的創傷症狀

減低心理疾患帶來的標籤現象

較容易的回到平民身分

處理傷痛的情緒

與他人重新建立連結

藝術治療如何幫助這個族群？

藝術創作讓困難提起的事件產生一些距離感，提供再次經驗事件的安全感。視覺敘事較能有效的面對創傷。

藝術治療可能幫助個體辨識因應壓力的資源，促進個體管理壓力的能力。

團體藝術治療能有效協助退伍軍人與類似經驗的人產生連結。

藝術創作提供涵容情緒能量的方法，能透過象徵符號和隱喻外化擔憂。

藝術治療可能讓個體破除傳統男性角色的刻板概念，男性角色可能是尋求心理健康服務的障礙。

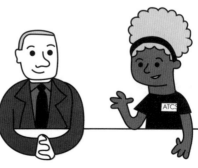

退伍軍人的案例故事

以下這個案例[26]在部隊服務了十五年之久。他的症狀是焦慮、社會孤立、夜驚（night terrors）、過度的驚嚇反應。他參與一個專為退伍軍人舉辦的12次團體藝術治療。

第一次團體當中，他畫了一個窗戶。

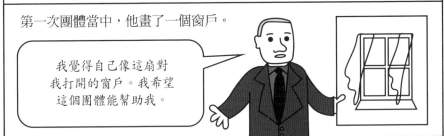

我覺得自己像這扇對我打開的窗戶。我希望這個團體能幫助我。

第二次團體當中，他畫了一個碗和一罐打開的罐頭豆子。又畫了一支湯匙要把罐頭裡的豆子舀到碗裡面，可是豆子灑出來了。

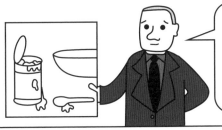

我在這個團體當中非常敞開自己，我覺得自己曾經像這支湯匙一樣。與其口語說明創傷事件，我覺得藝術的方法感覺比較好，而我現在正經驗著。

他在最後一次團體畫了滴進一朵罌粟花的眼淚。

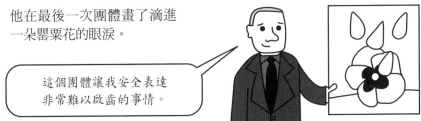

這個團體讓我安全表達非常難以啟齒的事情。

在藝術治療團體中，這個個案發展應用象徵符號安全表達難以表達之情緒的能力。這個團體有如涵容的容器，幫助他探討過去無法提及的創傷經驗。

高齡者[27]

這個族群可能經驗到：

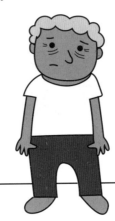

憂鬱和悲傷

身體限制或疾病

孤獨感

認知退化

失去身分認同

這個族群需要什麼？

增加社會化的機會

改善認知功能

重新獲取控制感

管理情緒

練習自我表達

藝術治療如何幫助這個族群？

特定的藝術活動可以幫助個案使用問題解決技巧喚起記憶，改善認知功能。

無論是藝術帶動平靜的情緒或是協助表達感覺，都能幫助調節情緒。

藝術治療時，不管是跟藝術治療師互動，或是在團體中與人交流，皆提供社會互動的機會。

藝術治療包括感覺動作活動。

藝術創作的選擇過程提供了賦能感。

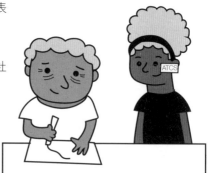

失智症[28]

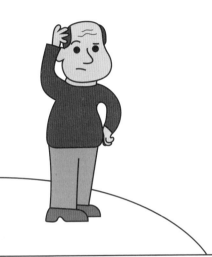

這個族群可能經驗到：

記憶受損

受限的語言表達

改變的現實觀點

情緒激動與焦躁不安

這個族群需要什麼？

舒緩內在刺激

減緩認知衰退

改善生活品質

藝術治療如何幫助這個族群？

藝術治療師能提供個體進行創造性活動的安全環境。

藝術創作能舒緩個體經驗到的內在動盪。

個體遇上難以語言溝通時，能透過藝術表達。

藝術創作是複雜的認知歷程，能提供個體心智刺激。

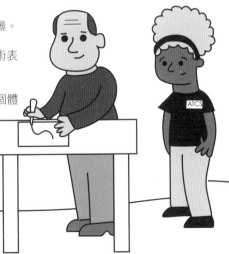

災害應變[29]

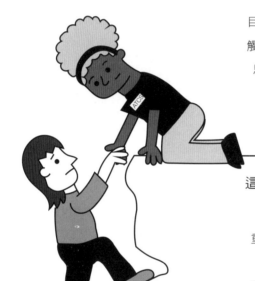

這個族群可能經驗到：

目睹死亡、傷害、毀壞

觸發事件後的心理壓力

思維受到事件的干擾

過度警覺

過度敏感

這個族群需要什麼？

釋放罪惡感

重新發現生命的意義

灌注未來的希望感

學習因應失落與創傷

辨識並管理觸發反應

藝術治療如何幫助這個族群？

災難後的創傷減壓（debriefing）能增加倖存者因應悲傷與創傷的能力。

幫助個案能表達並對困難的感覺產生控制感，例如害怕、罪惡感、恐懼等。

非語言取向的治療方法讓傷痛記憶產生距離感，幫助個案在準備好的時候能分享經驗。

藝術治療師可建議個案進行視覺日記的創作，讓個案在想做的時候就可以做。

許多倖存者會一直談論他們的經驗直到講不下去為止，藝術治療在他們需要安靜的時候提供沉默的機會。

藝術治療是靈活的，能服務所有年齡層和不同背景的人。

團體藝術治療可以協助重建統整感。

災害應變的案例故事

這個案例故事[30]來自於一個經驗了破壞性海嘯的兒童團體。他們參與了許多次長度一小時的藝術治療團體。

第一次團體中，藝術治療師鼓勵參與者畫下生命重要事件。好幾個孩子畫了海洋，因為父母是靠海維生的捕魚人。海嘯之後，孩子們很害怕海洋，因此圖畫涵容了他們的矛盾情緒。

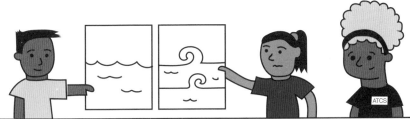

藝術治療師在第二次團體提議畫下「無法忘記的一天」。[31]這個直接引導讓孩子們體會想要畫什麼的自主控制感，有些孩子畫了海嘯，也有些孩子還沒有預備好要探索這個特別事件的創傷。

我畫我的生日蛋糕！

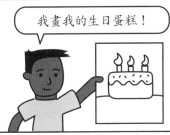

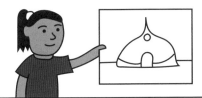

第三週的團體當中，藝術治療師邀請孩子們畫出他們感覺到安全的地方。很多孩子畫了廟宇，是海嘯發生時提供生存者支持的地方。

第四次團體當中，孩子們的創作主題是未來的希望，許多孩子畫了象徵希望和美麗的仙女。

自始至終，兒童能以藝術表達口語無法說清楚的創傷，這能帶向集體悲傷的逐漸治癒。

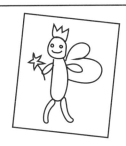

強制遷移[32]

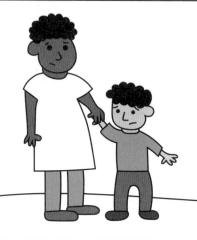

這個族群需要什麼？

重新建立支持與安全感

提供個體表達的聲音

學習重新建立信任感

拓展個人認同

恢復正常感

藝術治療如何幫助這個族群？

藝術治療提供個體安全探索認同的空間，能增進個體力量去發現新的自我。

藝術治療讓個體對自己的故事擁有掌控權，提供與他人分享故事的機會。

從事藝術活動可以感受常態（normalcy）。

帶領個案描繪他們過去離開的土地，
可能讓他們建立與該社區的連結。

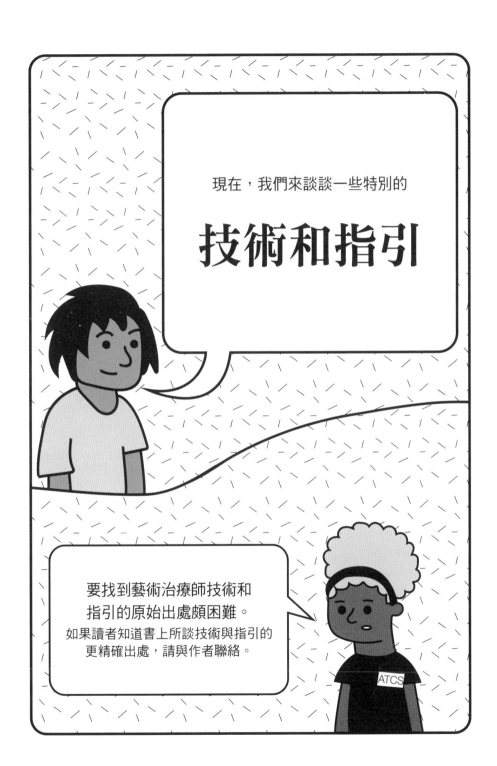

技術與指引簡介

藝術治療師有很多能用的工具，但很重要的是，要留意不能隨便選擇應用的工具。有效能的藝術治療師會根據個案需要的治療目標選擇介入方法。[1]

新手藝術治療師最初可能想要找出預先計畫好的直接引導方法，等發展出自己的技巧之後，通常喜歡使用自己的介入方法。更多藝術治療師會使用間接引導取向，鼓勵個案走自己的路。

魯賓指出，藝術治療師在決定介入時，要考慮三個因素。

媒材

記得表達性治療連續系統嗎？當你想要決定
使用什麼媒材的時候，這個系統很方便。
藝術治療師也需要考慮媒材的安全性。

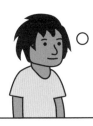

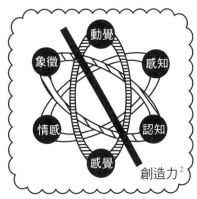

我正跟一個
同質性團體工作，
設立主題可能有用！

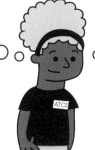

我會讓他們在
開始的時候花幾分鐘
時間以非慣用手
進行暖身活動。

主題

無論主題對個案
有沒有幫助，藝術治療師
都能決定主題。

工作方式

藝術治療師鼓勵個案安靜畫畫？
或是邊畫邊聊天？允許個案畫多久？
個案用什麼方法完成作品？

間接與直接的創作引導

間接和直接的創作引導取向對不同治療階段的個案有益處。治療師選用的取向通常根據工作對象的需要。[3]

近期沒有參與藝術創作的個體可能可以享受使用不同種類藝術媒材的機會。這類個案可能受益於間接創作引導的取向。

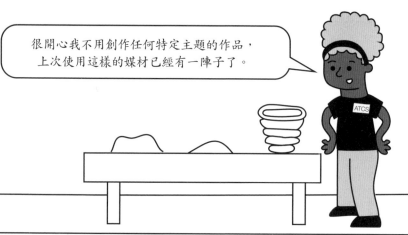

很開心我不用創作任何特定主題的作品，上次使用這樣的媒材已經有一陣子了。

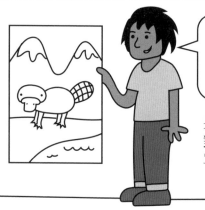

我很開心治療師用直接創作引導的方法帶我，他要我畫「代表自己的動物」。清晰的主題讓我有一個起始點，我也很能享受這樣的方法！

另一方面，提供特定而直接的主題對於需要結構和指引的個案較簡單。[4]

一如以往，請記得依照個案的獨特需求應用特定取向。

暖身

暖身通常只進行幾分鐘，但對於整個活動很有幫助。這些暖身練習通常很簡單，卻能幫助個案熟悉特定的藝術媒材和創造性歷程。[5]

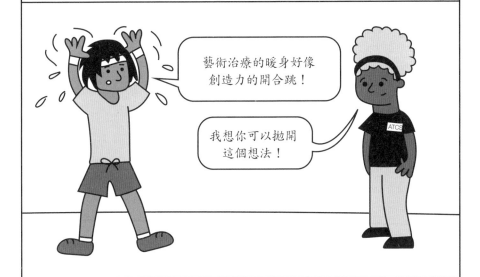

藝術治療的暖身好像創造力的開合跳！

我想你可以拋開這個想法！

利布曼（Liebmann）提供應用在個案的幾個暖身活動：[6]

閉上眼睛描繪、彩繪、捏塑。

從畫一個圓開始，然後從這個圓開始想像成一個畫面。

舉例而言，這是籃球嗎？汽車上的輪胎？從上往下看到的一個巫婆湯鍋？
一個披薩？或是烏龜殼？

用線條和形狀畫一個造型。

畫一條「走路的線條」。這條路走向哪裡？是曲線、彎來彎去，
還隨興的塗鴉線條？

以上只是一些藝術治療師帶領個案進入藝術創作歷程的暖身活動例子。

塗鴉和塗鴉遊戲

佛羅倫斯‧肯恩（Florence Cane）發展了塗鴉想像技巧（scribble technique）[7]，讓個案透過塗鴉線條投入自發性表達，並在塗鴉線條當中找到視覺意象。這個技巧在心理分析取向特別有價值，被視為自由聯想的另一種形式。[8]

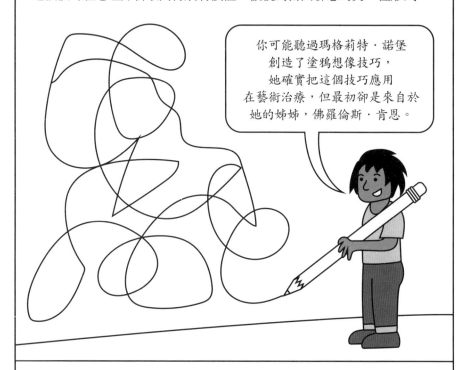

你可能聽過瑪格莉特‧諾堡創造了塗鴉想像技巧，她確實把這個技巧應用在藝術治療，但最初卻是來自於她的姊姊，佛羅倫斯‧肯恩。

溫尼考特發展了「塗鴉遊戲」（squiggle game），遊戲始於治療師畫下隨興的塗鴉線條，個案隨後能在隨興的塗鴉當中發現視覺意象。然後換個案畫隨興的塗鴉線條給治療師進行想像。這個活動有助於建立治療師和個案之間的友好關係。[9]

另一個塗鴉的相關活動是「塗鴉追逐」（scribble chase）。這個技巧是一個人開始畫塗鴉線條，另一個人用另一種顏色跟在後面。跟前面兩個活動很像的是，追逐之後，個案被要求在一團塗鴉線條當中尋找視覺意象，然後描畫出所見之視覺意象的細節。[10]

克拉瑪的第三隻手

依蒂斯‧克拉瑪提出「第三隻手」（Third Hand）的概念做為一種治療技巧，幫助個案走在自己的創作歷程中，但不干擾個案的創作想法。

克拉瑪說明應用第三隻手的概念時，很重要的是，藝術治療師必須做到：

　· 和個案一起進行一般任務。

　· 放下治療師的個人風格，不需要改變藝術的意義。

　· 拯救個案想要丟掉的作品，應用問題解決技巧處理作品問題。

　· 讓自己和個案立於同一個發展階段。[11]

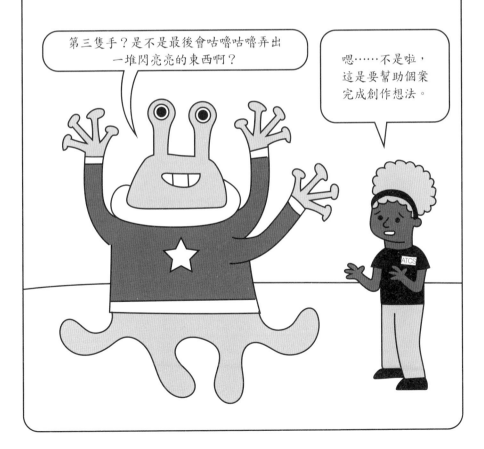

曼陀羅

曼陀羅是梵文的「圓圈」，意思是「完整」。曼陀羅在許多東方文化中是一個有力量的象徵，由榮格將曼陀羅介紹到西方社會。榮格取向中，曼陀羅被視為人類的心靈，尤其指的是精神的完整性。[12]

創造曼陀羅通常始於圓型的結構。由此，個案可以在圓形當中使用不同的創作媒材填入各種形狀和顏色。

曼陀羅創作對於演練放鬆技巧、情緒表達、冥想、自我覺察的個案通常有效。

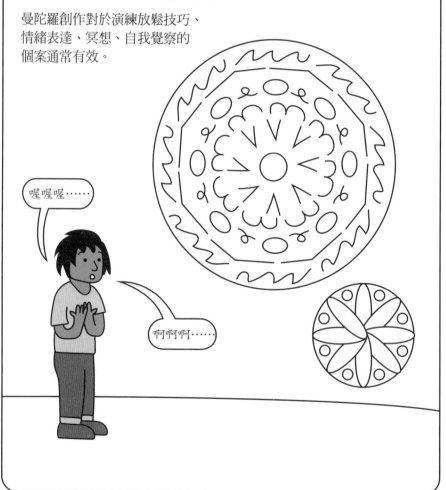

應用顏色

藝術治療師通常鼓勵個案使用顏色表達情緒。有幾個顏色和情緒之間的一般聯想，一般而言會鼓勵個案認定色彩對於自己的獨特意義。舉例來說，「紅色」對許多人來說代表「憤怒」，但對某些人來說，紅色也許象徵了「興奮」的感覺。[13]

藝術治療師可能應用相當間接的取向請個案用色彩表達情緒，以展現近期經驗到的，或探索不同色彩的聯想。[14]

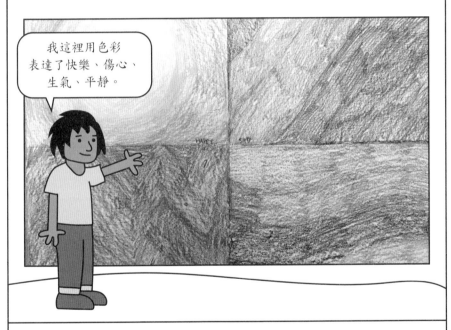

顏色和感覺時常有著相關性，利布曼建議應用顏色的替代性方法以破除一般印象，例如：

· 盡可能快速的填顏色。

· 應用色彩表達感受以外的概念，例如人格特質、家庭成員、季節等。

· 應用色彩表達相對的概念，例如請個案使用顏色表現喜歡或不喜歡的事物。[15]

感覺地圖

約翰・高夫・瓊斯（John Goff Jones）有個直接鼓勵個案應用顏色的特定方法。瓊斯與1993年奧克拉荷馬市爆炸案倖存者工作，他寫下有關如何幫助個案記錄和理解情緒的工作方法。其中一個介入方法是「感覺地圖」（Feeling Map）。[16]

瓊斯為感覺地圖說明了以下步驟：

用不同顏色畫出以下幾種感覺：快樂、害怕、傷心、愛自己、愛別人、生氣。讓直覺和內在感受決定想要表達的感覺之大小形狀和顏色。不能畫火柴人，也不能用黃色笑臉表達感覺。不用擔心大小形狀等條件，只需要讓感覺跟你同在。[17]

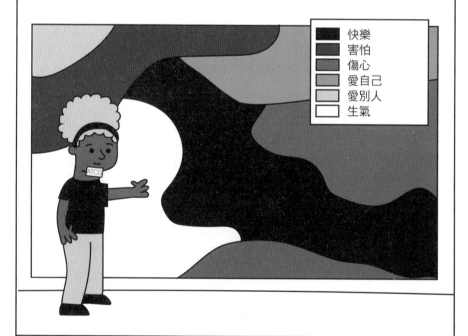

■	快樂
■	害怕
■	傷心
■	愛自己
□	愛別人
□	生氣

瓊斯發現這個直接引導的方法幫助治療中的個案進步。這個任務提供了視覺紀錄，讓個案和治療師能一起瀏覽討論。

涵容

涵容（Containers）正如箱子、袋子、瓶子這類容器，具有安全維護和保護的象徵。個案可以描繪或拼貼出自己給的涵容，以下是一些建構涵容的方法。

擔憂盒（Worry Box）[18]

請個案寫下焦慮的想法，寫完放在自己設計的盒子裡面。這是一個去除擔憂的具體方法。

安全容器（Safe Container）[19]

請個案把還沒有預備好要在治療時談的事情寫下來，將之放在盒子裡。這個容器安全保存了這些想法，直到個案心理準備好要探討這些內容。

照顧小包（Care Package）[20]

當個案感覺不很好的時候，請他們在盒子或袋子裡放進讓他們感到舒適的物件。

正向的肯定
（Positive Affirmations）[21]

讓個案裝飾盒子，以便他們能堅持正向肯定。

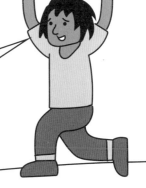

我不需要壓抑我的擔憂，但有時候被涵容也很有幫助。

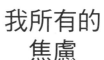

我所有的焦慮

自畫像

自畫像可以符應許多不一樣的治療目標。以下是幾種具有變化的自畫像引導方法。

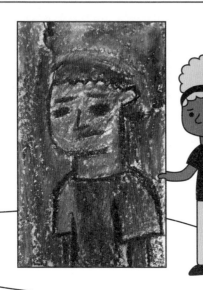

情緒表達

請個案應用顏色表達正在感受的情緒。[22]

我用了大量的灰色和藍色，因為我最近已經有一陣子感覺低落了。

雙面自畫像（Dual Portraits）

在同一張自畫像上面畫下雙面像，或是創作兩件不一樣的自畫像。[23]

最近的自己
和
未來的自己

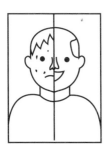

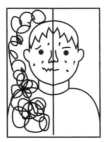

你感覺到什麼
和
你如何展現自己

感知的自己
和
理想的自己

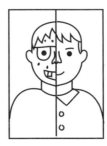

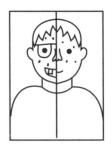

自己如何看自己
和
他人如何看你

家族畫像[24]

創作家族畫像有助於探索家庭動力，也能探討家庭系統如何影響個別成員。

布哈爾特（Buchalter）鼓勵個案為不同的家庭成員捏塑小雕像，至少做兩個家庭成員。這兩個小雕像完成之後可以放在紙上，讓個案為他們畫下周圍的環境。[25]

當然，家族畫像能使用不同的描繪、彩繪，和三度空間媒材進行創作。

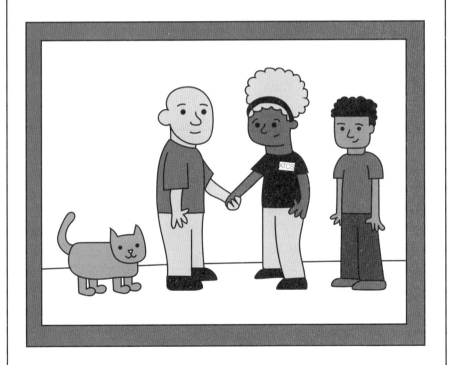

家庭成員創作之後，與周圍的家庭成員討論自己所選的角色之原因。治療師和個案也可以討論所塑造的人物尺寸大小和所擺放在作品上的位置。

拼貼

考量媒材應用時，拼貼有可能是最不具創作威脅感的方法。拼貼不需要動筆描繪、上顏色或捏塑，不會嚇到很久有沒有創作的人。透過選擇圖片和黏貼的過程，拼貼可以增進決定的能力，並提供非語言溝通的方法。[26]

布哈爾特推薦以下幾個拼貼的方法：[27]

· 用拼貼貼出自己真實的家和夢想的家，個案能藉此討論近期家庭生活，以及改善生活情境的方法。

· 創作一件主題為「笑聲」的拼貼作品，讓個案連結到正向情緒。

· 在雜誌上找字詞和句子，是個案一直想說卻不願意或沒有機會說的話。

描繪抽象畫，再剪成小紙片。讓個案重新組合這些有顏色的紙片成為一件拼貼作品，如此能促進問題解決技巧。

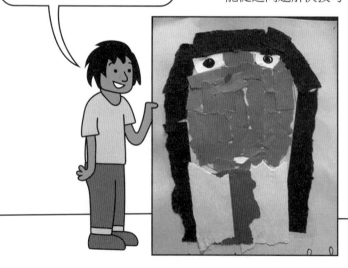

我是拼貼的超級粉絲。
我喜歡撕紙的過程，
也喜歡創作出的作品質感！

熱縮片

熱縮片（Shrink Dinks®）是能加熱收縮的塑膠片。創作時以色鉛筆或麥克筆著色，剪成想要的形狀，然後在小烤箱或以熱風槍加熱，能看著自己的設計縮小成裝飾品。

吳爾芙·博多納洛、布萊克（Blake）、柯靈頓（Corrington）、范德斯（Fanders）和莫利（Morley）寫下有關如何以熱縮片介入的方法[28]：

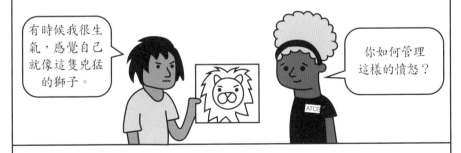

· 設計醫院場域應用的手環做為護身符。這個個人化的護身符可以做為規律改善健康的提醒。

· 使用圖像代表情緒衝突，然後在熱縮過程逐漸「縮小」這些衝突到可以控制的尺寸。

· 創作小型圖像隨身攜帶，隨時提醒希望感、目標、洞察和進步。

· 描繪野生動物並探討此動物的特質。後續可以討論這個動物及其特質做為我們如何相互回應對方的隱喻。

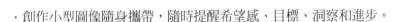

施萊納（Schreiner）和吳爾芙·博多納洛說明他們如何和護理系學生一起使用熱縮片。[29]學生創造出個人與專業覺察的隱喻，許多學生設計了成長、輔導和優勢的象徵。

數位媒材和科技

根據奧爾（Orr）的觀點，數位媒材「創造並允許在系統空間之下操控圖像、聲音、動作、文字。」[30] 藝術治療中應用數位科技媒材越來越普遍。[31]

數位媒材能刺激傳統創作媒材，例如：[32]

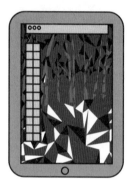

描繪和彩繪

許多電腦程式和桌面提供了數位畫布，
以及許多素描和彩繪工具。

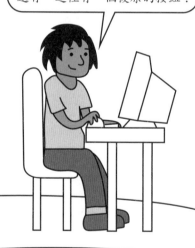

我喜歡數位拼貼，
因為我的手不會弄髒。
還有，這裡有一個復原的按鈕！

拼貼

有些數位應用程式可協助處理視覺
意象，個案可以應用滑鼠或觸碰式
螢幕進行影像的選擇與移動，並操
作拼貼意象。

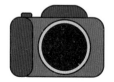

攝影

個案能應用數位攝影機拍攝照片，
並且上傳到照片編輯軟體。個案能自己管理拍攝的
影像，並製作數位相簿。

數位媒材和科技

數位媒材能模仿傳統媒材，但是部分數位創作形式若沒有科技就不可能做出來。免費和低價的應用程式讓數位媒材更加唾手可及。

動畫

動畫製作是一種讓不動的圖變成會動的創作歷程。
利用電腦軟體，如停格動畫（stop motion）
製作二度空間和三度空間的動畫，吸引許多個案投入，
可能因此而同時改善對治療的投入。[33]

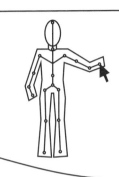

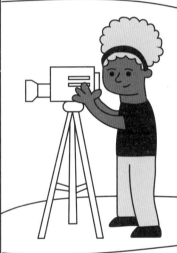

影片和電影製作

個案能應用數位相機和錄像編輯軟體製作影片。
影片製作需要一些步驟，包括計畫、拍攝、運鏡、
編輯、製作等。強森（Johnson）相信，
數位媒材能以敘說個人故事的形式增進
自我回應（self-reflection）。[34]

電子遊戲

布朗（Brown）和迦納（Garner）指出，
電子遊戲可以是藝術表達的方式之一，特別是建造一個世界
和虛擬角色的遊戲。建造世界的遊戲當中，個案能建造自己
的世界。虛擬角色設計要能創造一個可以參與遊戲的角色，
包括選擇和操控角色。[35]

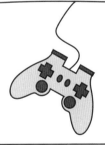

還有一種走入藝術治療實務的科技是遠距醫療。遠距醫療讓治療師和個案透過安全的線上同步會議平台，在不同的物理空間相遇。[36]

畫T恤

T恤是可以穿身上的藝術品。彩繪T恤可以用布用顏料、布用彩色筆、不掉色麥克筆，或是壓克力顏料。

吳爾芙·博多納洛說明畫T恤對藝術治療的效益。[37]她首先教育個案關於T恤的發展史，包括用來支持某些事件的原因。例如1960年代，穿絞染形式製作的T恤，以這樣的創作形式表達遠離社會規範。

由上述，博多納洛邀請個案思考什麼是對他們最重要的事情，以及他們想要支持什麼。她鼓勵個案思考T恤上面要展現什麼樣的價值，規劃以什麼樣的圖像和象徵來表達這樣的概念。

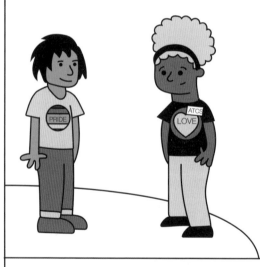

這位作者提供了一些有用的方法：

・應用繡框，在其中做出曼陀羅造型的設計。

・衣服中間放紙板，以免畫下去的顏料染到兩面的衣服。

・畫之前先用鉛筆打稿。

・把事先寫好的色彩配置指引給個案，讓對方在家先想好。

吳爾芙·博多納洛說明以下幾個T恤創作的方法：

・同時絞染好幾件T恤，創作出社群歸屬感。

・鼓勵學校老師或是醫療團隊設計共同的符號，裝飾在T恤下的背心，做為盔甲的象徵。

・邀請一個團體共同設計代表所有成員的T恤。

視覺日記

視覺日記（Journals）是每次治療之間的最佳作業。藝術治療師可以鼓勵個案分享治療情境以外所畫的視覺日記，但個案可以自己決定要不要分享圖像日記。

日記創作能激勵個體發展自己的作業風格，或是表達自己的新方法。個案可以自由的以寫作、圖像、或以圖文並茂的方式進行視覺日記的創作。[38]

旻斯（Mims）請退伍軍人製作視覺日記，發現他們能改善自知（self-knowledge）、自信、自覺。[39] 瓊斯應用治療性的視覺日記技巧幫助災難倖存者記錄治療中的進步。[40]

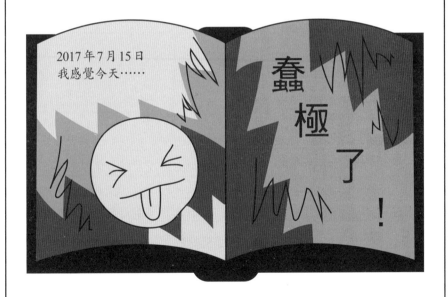

一本標準的速寫本可以用來當視覺日記的本子。個案自己寫下日期，在每一頁進行創作。

沒有速寫本也沒有關係，活頁紙和活頁夾也可以做成一個良好的速寫本。

漫畫和卡通

畫漫畫或卡通能讓個案應用寫作和故事插畫的形式講述自己的生命。這個取向讓藝術治療師能更多理解個案的世界。

利布曼有一個簡單的指引，帶領個案用卡通敘說自己的故事。[41]

德魯（Drew）的方法是在團體中以幾個不同的漫畫，問團體成員喜歡哪一個。這可以幫助參與者發展自己的插畫或寫作風格。另一種暖身方式是以特定主題邀請參與者思考與此主題相關的個人故事。[42]

德魯建議可以使用自黏貼紙寫下不同場景，如此個案可以在需要改變場景的時候移動自黏貼紙。

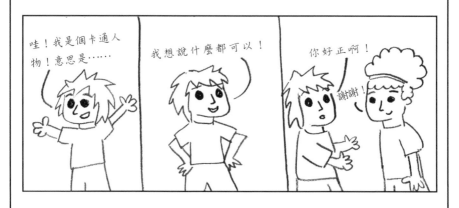

集體創作的漫畫能激勵社會技巧和團隊合作。德魯提議在團體中進行這個活動，先給其中一個成員一張紙，要他用一分鐘畫下一個圖像，畫完後將這張紙傳給下一個人加畫另一個圖像，直到團體中每個人都畫過了。團體成員全部完成之後，他們可以一起發展一個故事，並為之設立故事主題。

漫畫通常有著幽默表達的成分，幫助個案安全釋放負面情緒，並獲得正面覺察。[43]

手偶和面具

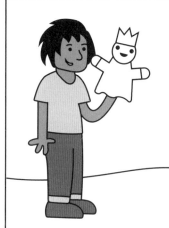

製作手偶能讓個體安全投射想法和感受。

應用手偶來進行角色扮演，幫助個案能保有安全距離的討論困難情緒或情境。[44]

面具是個人人格多元面向之特質或生命中扮演之不同角色的良好隱喻。藝術治療師能鼓勵個案創作面具的內面與外面，代表內在與外在的面向。[45]

> 你怎麼看自己　和　別人怎麼看你
> 理想的自己　和　無法接受的自己
> 公眾我　和　私人我

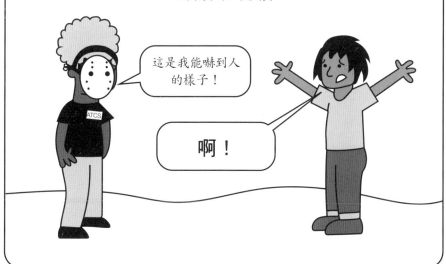

合作畫

和團體或家庭工作的時候，合作畫（Collaborative Artwork）能刺激社會性與團結性，同時也能刺激合作性與問題解決能力。以下是幾個藝術治療直接引導的例子，鼓勵至少兩個人一起創作同一件作品。

雙人畫（Dyad Drawings）

兩人一起畫在同一張紙上。
這個技巧幫助個體演練非語言溝通。[46]

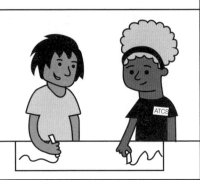

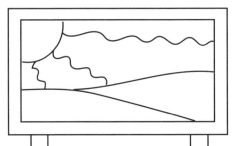

聯合壁畫
（Collaborative Murals）

團體在一個主題之下一起進行一件壁畫作品，每個參與成員相互之間皆需要負責任。這個活動對增進決定權和問題解決技巧特別有幫助。[47]

輪流畫的團體創作（One-at-a-time Group Drawing）

創作始於一個人開始畫，其他人觀看。
這人畫完之後傳給下一位，直到每個人都輪過一輪。[48]

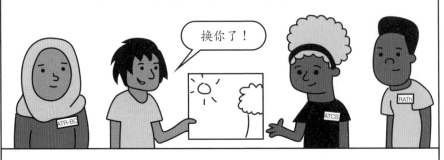

換你了！

身體輪廓與描身畫

盧札托（Luzzatto）、塞雷諾（Sereno）和卡普斯（Capps）討論有關癌症患者的身體輪廓畫（body outline）。他們提供一個無性別（gender-neutral）的身體輪廓，鼓勵個案用顏色與形狀填入這個造型內。個案通常能透過自己的作品溝通討論近期狀況。[49]

海茲（Hinz）和飲食疾患工作，她將牛皮紙貼在牆壁上，鼓勵個案在上面描繪自己身型的大略樣子。然後邀請個案進行身體輪廓的描繪，由治療師幫個案在牛皮紙上用不同的顏色描繪出真正身型的輪廓。海茲發現，飲食疾患的個案通常都把自己畫得太胖，這個活動幫助他們覺知自己的感知誤差。[50]

馬汀（Martin）則把描身（body tracing）畫技巧應用於自閉症兒童，讓他們在互相描繪身體輪廓的過程學習團隊合作。這個活動同時也能增加身體自覺、身體控制感，以及耐心。[51]

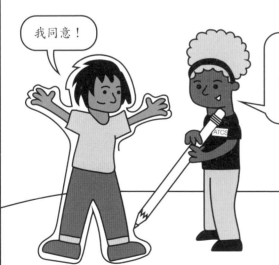

畫橋

海斯（Hays）和里昂（Lyons）發展橋的主題做為投射評估的方法，也做為物質成癮患者的治療性介入之方法。[52]

他們使用如下引導方法：

「畫一座連結兩個地方的橋。」當參與者畫完時，他們會加上指導語：「請用箭頭指出橋的走向，同時畫一個點代表你在圖上的位子。」參與者也可以寫下一些有關作品的文字內容。

作者指出一些圖畫上的變項：

方向性：圖畫的左邊通常被視為過去，右邊被視為未來。

創作者在圖畫上的位置：他們走多遠？他們距離目標近嗎？

橋兩端的場域：兩地相同或相異？這兩個地方與現在未來之走向間的關係？

橋基的穩固性：橋的根基是否足夠穩固？

過度強調的區域：過度描繪的部分具有什麼樣的心理意義？

橋的結構：橋夠穩固結實嗎？建造橋的材質是什麼？

橋的種類：這是一座交通往來的橋？繩索橋？或是花園裡面的橋？

橋下發生的事情：橋下畫了什麼？如果畫了一些情境，這情境是否具有威脅性？

觀者視角：這個視角是眼睛平視角度？還是鳥瞰或俯瞰？

紙的方向：創作者水平或垂直構圖？

完形的一致性：圖畫是和諧統整的？還是不協調而破碎的？

圖畫的聯想：創作者是否談到這座橋跨越什麼樣的地方？或，創作者只說了橋兩端的地方？

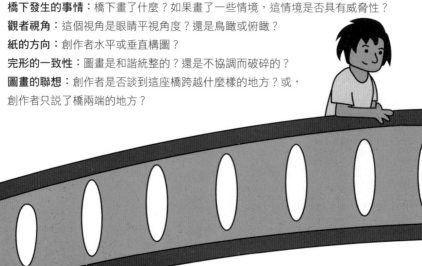

畫橋

畫橋具有治療性干預的效果，這主題提供了連結和改善問題解決能力的機會。前述變項的探討通常能幫助個案獲得覺察，或是在治療關係中開放溝通。舉例來說：[53]

- ·方向性可能呈現個案想要退化或進步。
- ·視角可能呈現一個人的溝通模式。
- ·橋的結構可能帶領一個人對目標的承諾之覺察有關。創作者能在需要的時候能決定橋的強度。
- ·團體情境中，成員可以挑戰所有人的自我位子。

霍爾特（Holt）和凱薩（Kaiser）記錄了有關復原之橋的直接引導。他們給予這樣的指導語：「描繪你去過的一座橋，你現在在哪裡，你復原之後會在哪裡。」[54]

施曼克應用橋的主題與物質成癮者工作，她修正指導語如下：「請你畫一張圖畫，要有一座橋和一個人，另外可以畫各種你想要的情境。」[55]施曼克發現這樣的評估性質作品能快速產出圖畫上的模糊情境，口語化之後的探究很有價值。她仔細歸納了一些變項：[56]

圖畫中的人物：施曼克會看這個人畫在圖畫的哪個地方，人物和環境之間的關係，潛意識的情緒面向是真實的指標，還是假裝好（faking good）的意圖。
跨越紙張：橋是不是畫了跨越整張紙，可能代表了強烈沉浸在治療經驗中？
標籤化：施曼克認為防衛的圖像通常內含了文字或標籤。

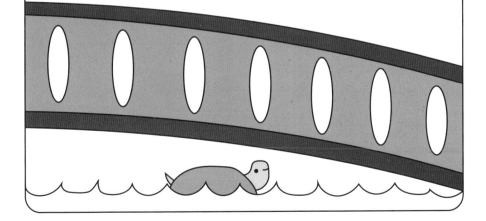

安全之地

藝術治療師以這個主題介入時，會鼓勵個案創造一個安全的環境，通常應用描繪或彩繪的媒材。[57]

藝術治療師可能要個案進行一個放鬆技巧練習，先閉上眼睛放鬆，將安全之地視覺化。

個案被鼓勵思考安全之地的各種元素。

其他引導方向：

　　·為了感到安全，你需要什麼？
　　·讓你感到舒適之物有哪些？
　　·外面或裡面會讓你感覺安全一些？
　　·一天中的哪個時段讓你感覺安全？

個案可以寫下這些問題的答案，或是口頭跟藝術治療師討論。

根據以上內容，個案可以應用藝術媒材創作有形的安全之地。

直接取向對於創傷個案特別有效，當個案正經驗過渡期，通常是焦慮的，此時能帶領個案進行安全之地的計畫。

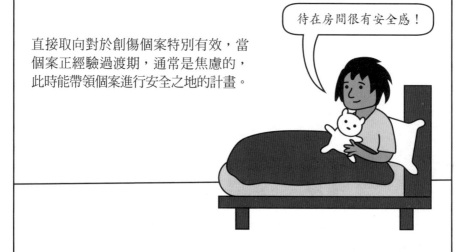

待在房間很有安全感！

島嶼畫

在這個直接創作引導取向的方法中，個案畫出或捏塑出自己的島嶼。藝術治療師若是引導個案思考小島上有什麼，對個案的創作可能更有幫助。[58]

後續的討論包括小島所在地和島上的一般氣氛等。例如，這是一個安靜的小島，或是充滿危險的小島？住在島上有什麼好處和壞處？

藝術治療師在個案完成作品之後，可以帶領探討「理想」島嶼，島上生活和近期生命情境的相同與相異處。

治療師和個案的對話可能創造更多理想家庭環境的探討。

島嶼畫可能轉向互動性的工作。

例如團體成員能選擇連結每個人的島嶼，或是象徵性地拜訪他人的島嶼。[59]

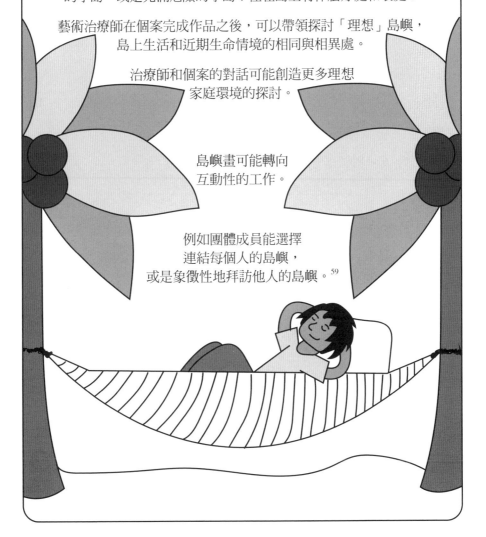

畫馬路

麥可‧漢斯（Michael Hanes）探討藝術治療時，畫馬路的隱喻。[60]他鼓勵個案畫馬路（Road Drawings），他也在個案需要的時候提供建議，幫助個案開始畫圖。

例如：

　　·這是彎曲的路還是筆直的路？
　　·許多大馬路或是許多小巷子？
　　·這條馬路由什麼材質建造的？
　　·這條路通到哪裡？

漢斯提供30公分*45公分大小的白紙和一些不一樣的繪畫媒材，讓個案畫馬路。

然而，若族群不同，媒材可以替換成二度空間和三度空間媒材。

漢斯認為馬路是人生道路的象徵，馬路可能象徵一個人的過去、現在、未來。

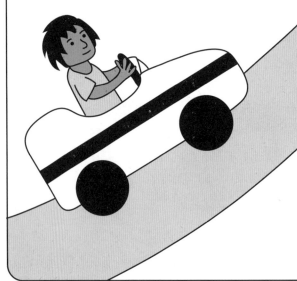

類似的技巧包括應用道路地圖的主題映射一個人的目標。[61]

遊樂園技巧

赫連科（Hrenko）和威利斯（Willis）說明遊樂園的主題應用，邀請個案畫下「遊樂園設施、亭子和各種活動」，象徵創作者的生命。[62]

作者說明許多應用遊樂園主題的情況，是提供精神障礙的個案象徵性的表達物質成癮。舉例來說：[63]

雲霄飛車
高高低低和古柯鹼成癮或是躁鬱症的精神狀態高低起伏具有相關聯想。

摩天輪
向下走勢和憂鬱感很類似。

旋轉木馬或摩天輪
類似憂鬱或酒癮循環。

這個技巧通常應用在團體，團體成員時常一起畫一件主題壁畫，每一個人畫一種自選的遊樂設備。

患者有時候會討論想要從雲霄飛車下來的感覺，尤其是感覺自己無法控制，卻又有人控制著雲霄飛車。

團體成員在這討論當中，能透過分享先前的經驗，提供如何下車的建議。

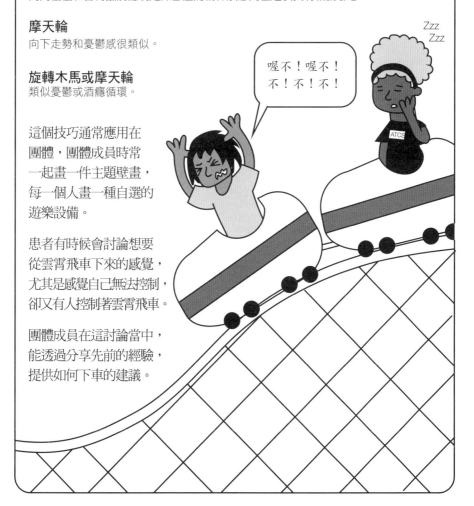

開放畫室

開放畫室的藝術治療師通常能理解這類社區機構當中的自我表達需求。藝術創作被視為改善社會和個人健康的過程，並非為了減輕任何特定症狀或問題。開放畫室是非正式的，參與者不需要符合任何參與條件。[64]

布哈爾特條列以下幾個開放畫室有效的因素：[65]

‧安全有創意的環境。

‧團體領導者要能具備有彈性的催化應用藝術媒材的能力，通常應用非傳統的方法。

‧帶領者必須接受開放藝術工作室的訓練，並擁有與工作室中族群工作的經驗。

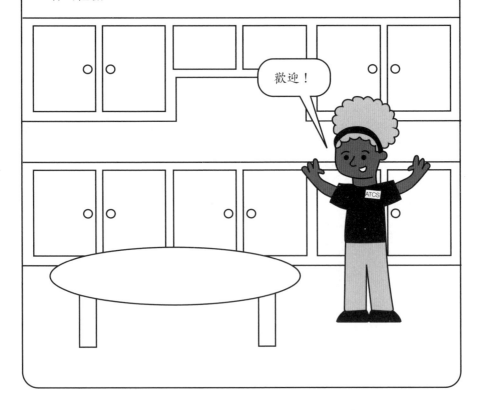

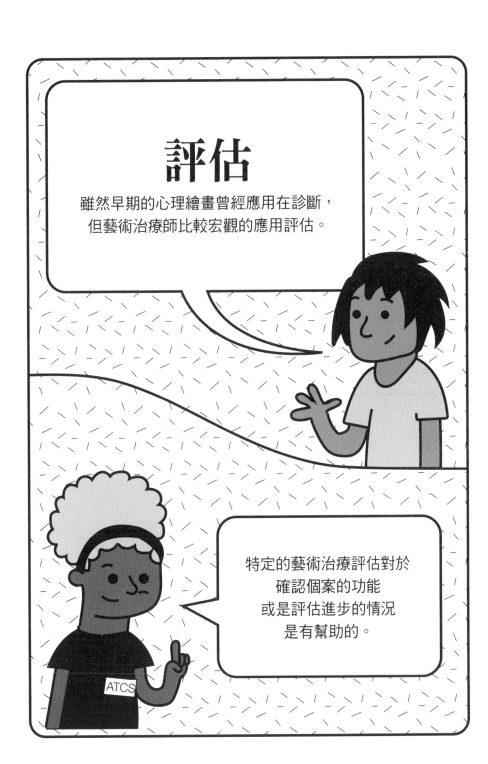

藝術治療評估簡介

在我們開始說明特定的藝術評估之前，在此先略提一些重點。

藝術治療師進行評估的時候，很重要的是不能將個案病徵化，也不能把自己的想法投射到個案作品上。目前並沒有實徵證明任何藝術作品具有正式診斷的信度。

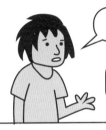

所以，為何受評估所困擾？

藝術治療師可以應用評估以獲得對個案的理解。

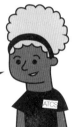

施曼克說明有效的藝術評估必須留意下列各點：[1]

· 觀察個案創作。

· 與個案討論作品。

· 應使用多件個案的作品，而非僅以單一作品進行評估，這包括為了評估而收集的自由繪畫，也不宜單一進行評估。

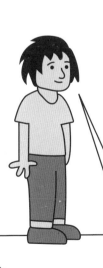

評估提供豐富的訊息，所以藝術治療師可以設立治療計畫，或是決定未來的評估選擇。評估也能作為治療介入的方法，假如透過治療活動，便能評量個案的進步。

明白了！藝術治療評估可以很有價值！

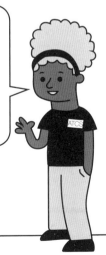

藝術本位評估

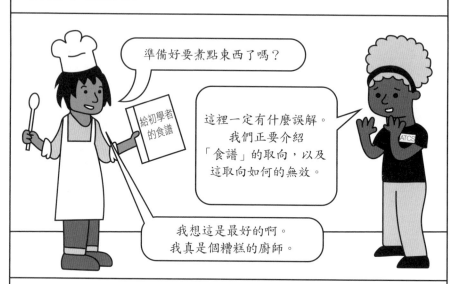

那些不熟悉藝術本位評估方法的人，可能會認為藝術治療使用「食譜」取向。[2]換句話說，這些人可能以為某些圖像和某些症狀或診斷相關，因此藝術治療師可以簡單的看著個案的圖畫就能解讀作品。

這個取向漠視觀察個案的行為，也不了解個案解讀自己作品的重要性。[3]食譜取向也不把文化背景的影響考量進去。[4]

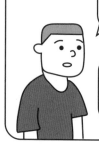

假如我畫一隻鱷魚，你不會解讀鱷魚對我的心理意義嗎？

沒錯。或許鱷魚對你有重要意義，但我需要觀察你畫圖的過程，也需要傾聽你自己的詮釋！

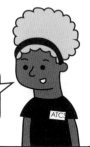

藝術治療評估的種類

多納・貝慈（Donna Betts）把藝術治療評估分為四大類。[5]

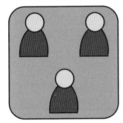

臨床面談
目的是為了收集個案資料

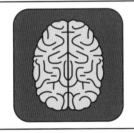

關係動力評估
評估配偶、家庭、團體動力。

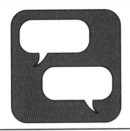

認知／神經心理和發展評估
評估發展指標

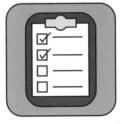

不同領域治療評估工具
為治療計畫收集資料，以發展治療目標。

我們會用這幾個種類來組織本書中的評估說明。因此，我們會從臨床面談的內容開始談起。

攸曼人格評估

攸曼人格評估（Ulman Personality Assessment, UPAP）幫助治療師理解個案的人格和情緒狀態。[6]

執行方法

以下四個步驟分別使用一張灰色紙張：

1. 畫下任何你喜歡的東西。

2. 讓你的手臂在空中揮舞，然後將這樣的動作用粉彩筆畫在紙張上。

3. 閉上眼睛在紙張上畫大的塗鴉，張開眼睛找到塗鴉中的視覺意象，為強調此圖像而增加圖畫的細節。

4. 根據塗鴉畫一張圖。

> **媒材**
> 45*60公分灰色紙張
> 12色粉彩筆
> 畫板
> 60*75公分畫架
> 紙膠帶
> 馬錶

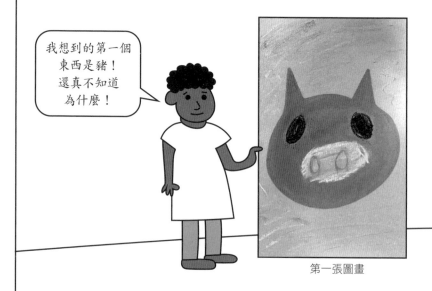

第一張圖畫

攸曼人格評估

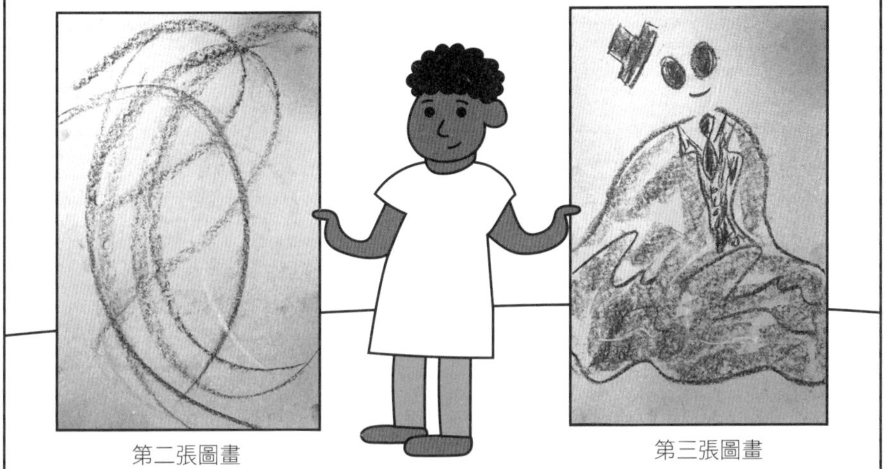

第二張圖畫

第三張圖畫

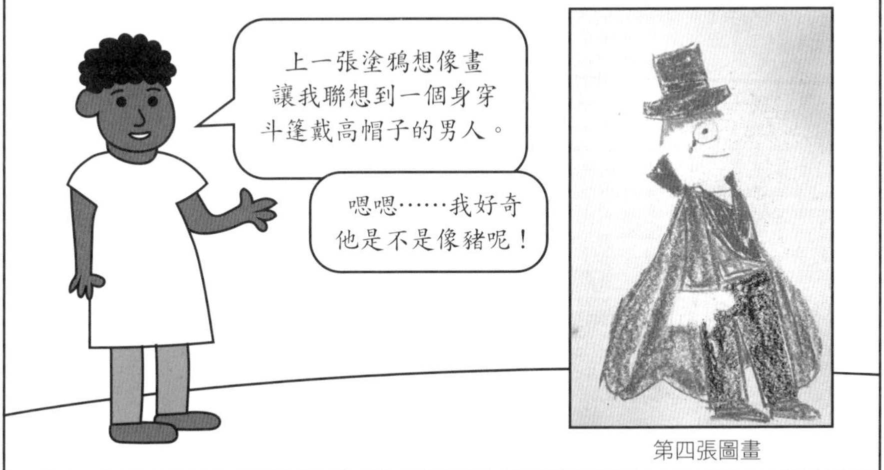

上一張塗鴉想像畫讓我聯想到一個身穿斗篷戴高帽子的男人。

嗯嗯……我好奇他是不是像豬呢！

第四張圖畫

解析

畫完四張圖畫之後，治療師會把作品都掛在牆上，接著治療師和個案一起看。治療師詢問個案每一張畫以及一系列作為一件作品的聯想和解讀。治療師觀察顏色的用法以及線條品質，同時也觀察個案的抽象工作與思考能力。

系列診斷畫

貝瑞・柯罕（Barry M. Cohen）發展了系列診斷畫（Diagnostic Drawing Series, DDS）[7]，是一種經常使用在成人和青少年的評估。DDS被設計來觀察個案參與結構和非結構的圖畫任務時之樣貌，目的是為了收集資料。

媒材

12色條狀粉彩
三張45*60公分的60磅白色圖畫紙
粉彩保護噴膠

執行方法

DDS有三個圖畫任務，三張總共畫15分鐘。每一個圖畫任務要畫在單獨一張紙上，但是個案可以決定紙張的描繪方向。

以下是這三個步驟：[8]

1. 使用這些媒材畫一張圖畫。

2. 畫一棵樹。

3. 用線條、形狀、顏色畫出你的感覺。

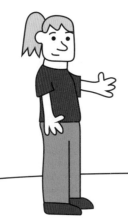
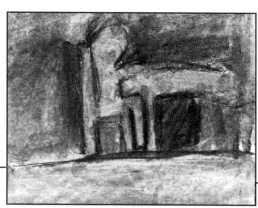

系列診斷畫

解讀DDS包括使用DDS指引來評估23個變項。[9]

系列診斷畫計分指引幫助面談者評量「結構層次」，包括圖畫元素，如線條品質、色彩應用、構圖等。[10]

這個圖畫評估所要探索的項目包括創作者對圖畫的敘事和所表達的象徵性。

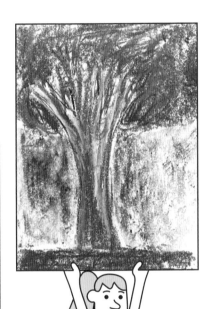

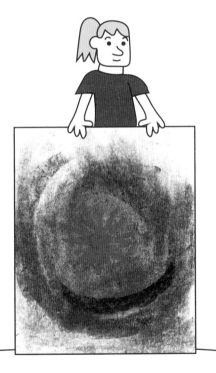

這個測驗的目的是用來幫助治療師理解個案的防衛和優勢。[11]

魯賓的診斷面談

茱蒂斯・魯賓的診斷面談（Rubin Diagnostic Interview）是一種開放結果的評估取向，個案可以自己選擇在哪裡接受評估，自己選用創作媒材，自己決定要畫什麼。[12]

這個評估進行時，兒童自己架構面談方法。魯賓認為這樣的開放歷程讓面談比較不具威脅感，也比較有趣。

執行者須觀察：

兒童在哪裡工作

・兒童在不同的畫畫地方上移動嗎？
・他們和面談者之間怎樣互動？

作品

・他們怎樣談自己的作品？
・圖畫上的象徵是什麼

媒材
圖畫紙
流動性媒材
繪畫工具
木材廢料
膠水
紙板
膠帶
剪刀
黏土

工作方法
個案可以自選以下 幾種畫圖的方式：
長方形桌子 畫架 地板
或者，以上幾種 組合著使用。

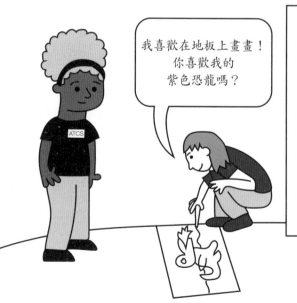

我喜歡在地板上畫畫！
你喜歡我的
紫色恐龍嗎？

家庭藝術衡鑑

海倫・朗加滕（Helen Landgarten）在1981年便發展了家庭藝術衡鑑（Family Art Assessment）。這個評估方法透過觀察家庭成員互動，幫助治療師更加了解家庭動力。[13]

這個評估有三個任務：

不說話的合作畫

把家庭成員分成兩兩一組，每一組要在不能說話的情況下共同完成一件作品。

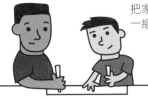
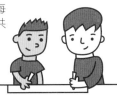

不說話的家庭合作畫

所有家庭成員在不說話的情況下完成一件作品。

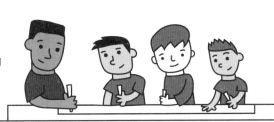

你覺得我們要畫什麼？

我們來畫海馬！

溝通的家庭合作畫

所有家庭成員邊討論邊畫一件作品。

還有螃蟹！要有太陽眼鏡和鹿角！

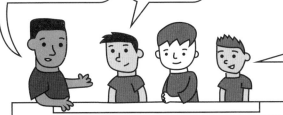

朗加滕鼓勵每一位家庭成員在活動進行時使用一種自選顏色。如此，治療師能更輕易地看見哪位家庭成員畫了什麼。

家庭藝術評估

哈娜・葵亞特奎斯卡（Hanna Kwiatkowska）發展了家庭藝術評估（Family Art Evaluation, FAE），幫助治療師更了解家庭動力。[14]

這個評估包括使用粉彩畫六件作品：

1. 自由畫　　　3. 抽象的家族畫像　　　5. 家庭共同塗鴉

2. 家族畫像　　　　　　4. 塗鴉畫　　　　　　6. 自由畫

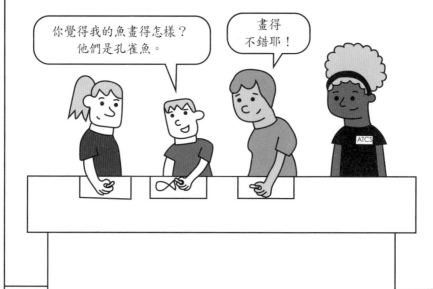

畫完每一張圖畫之後，成員須為自己的作品命名。家庭成員需要共同為一起塗鴉的這件作品命名，也得要討論如何在上面署名。

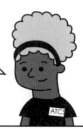

哈里特・維德森調整上述用法，應用於伴侶。
內容包括：家族畫像、關係的抽象畫像、
共同塗鴉畫、一張交由配偶修改的自畫像。[15]

家庭中心圓圈畫

羅伯特・伯恩斯（Robert Burns）設計了家庭中心圓圈畫（Family-Centered Circle Drawings, FCCD），以增加對個案和父母間的關係之了解。[16]

執行方法

畫三件作品：

1. 媽媽在中心

2. 爸爸在中心

3. 自己在中心

<table>
<tr><td>媒材
上面有圓圈的21*28公分大小圖畫紙
繪畫用具</td></tr>
</table>

伯恩斯提供了以下指引：

「在中間的圓圈畫你的媽媽，圓圈周圍以象徵符號畫下相關的視覺自由聯想。設法畫一個全身的人，不要畫火柴人或卡通人物。」[17]

然後重複，在圓的中心換成使用爸爸和自己來畫。

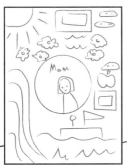 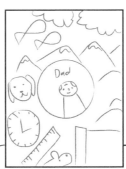 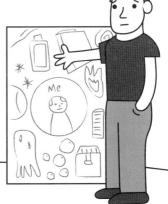

解讀

藝術治療師觀察人物大小，看哪些部位被忽略或強調，也觀察人物表情。另外探討畫在周圍的象徵符號之內容。

家庭動力圖

羅伯特‧伯恩斯和哈佛‧卡夫曼（Harvard Kaufman）發展家庭動力圖（Kinetic Family Drawing, K-F-D）評估。[18]這個評估的主要目標是衡量兒童的自我概念、發展和個人關係。[19]

執行方法

伯恩斯和卡夫曼應用直接引導的技巧：

「畫一張全家人正在做一件事情的圖畫，包括你自己。最好每個人都畫出全身，不是卡通或火柴人。每個人都要做一件看得出是什麼動作的事情。」[20]

媒材
21*28公分白色圖畫紙
2B鉛筆

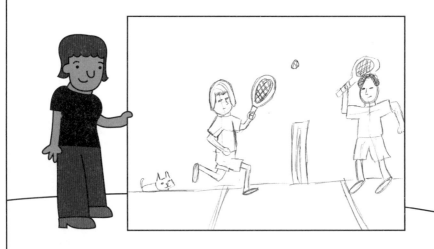

K-F-D評估的時候會有一張表格，內容包括：圖畫的風格、象徵、人物動作、人和人之間的關係、自己的位子、人物的特徵等。

以下表格說明人物特徵的重點，例如手臂延伸狀況、架高的人物、塗擦的情況、背對觀眾的人物、忽略的身體部位、畢卡索視角、轉身的人物、K-F-D網格等。

家庭動力圖

伯恩斯和卡夫曼認為家庭動力圖的部分特徵可能是某些特殊狀況的線索，[21] 例如：

圖畫特色	可能 指涉意義	可能的議題
長又有力的手臂	⟶	需要控制感
顯著的牙齒	⟶	憤怒
長腳	⟶	需要安全感
陰影或塗鴉	⟶	定像（fixation）或焦慮
區隔的方塊 （畫網格區隔出部分內容）	⟶	在家庭成員中退縮
把圖畫紙的底邊當基底線， 造型一字排開	⟶	家庭狀況不穩定
為某個人物畫底線	⟶	和此特定人物關係不穩定

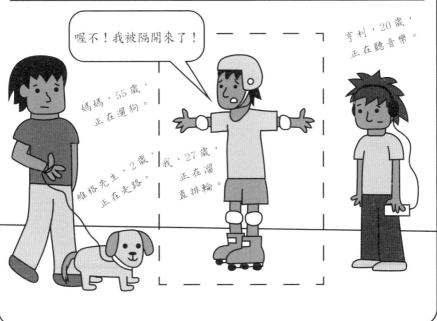

鳥巢畫

鳥巢畫所要評估的是依附安全感和家庭生活。[22]

執行方法

執行評估者的指導語是：

「畫一個鳥巢」。

媒材
21*28公分白色圖畫紙
10色的細字麥克筆

畫完之後，請創作者寫或說一個

有關這個鳥巢的簡短故事。

這個評估方法沒有年齡限制，但應用在依附問題或非傳統居住狀況的
兒童身上可能比較有益處。

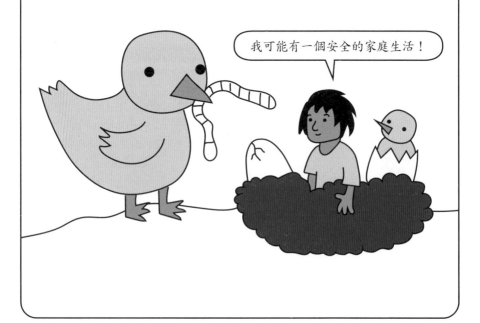

鳥巢畫

從前，有一隻名叫小巴的知更鳥，他有兩顆藍色的蛋。小巴很有耐心地等著蛋孵化。有一天，小鳥孵化了，小巴很驕傲地成為爸爸了。結束。

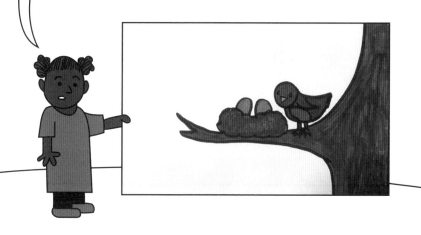

以下幾個鳥巢的條件可能意指安全的家：

- · 巢裡面有鳥
- · 四種以上的顏色
- · 綠色為主要色彩
- · 畫了鳥家族

- · 樹上的鳥巢
- · 平視而非鳥瞰角度的鳥巢
- · 畫了整棵樹

評估者使用依附量表（Attachment Rating Scale）為圖畫和故事進行計分。每個問題可獲1-5分。以下是其中的一些問題。[23]

- · 鳥巢裡面有什麼東西？
- · 環境看起來具有支持感嗎？
- · 鳥巢夠不夠結實？

- · 鳥巢的故事是否反映了安全或依附主題？
- · 鳥巢當中是否畫了正孵育的鳥爸爸和鳥媽媽？

學校動力圖

霍華德‧克諾夫（Howard Knoff）和湯普森‧普魯特（Thompson Prout）發展了學校動力圖，應用在學齡兒童。這個評估的目標是辨識兒童的家庭和學校關係。[24]

執行方法

克諾夫和普魯特使用以下的直接創作引導的方法：[25]

「請你畫一張學校生活的圖畫，圖畫上要有自己、老師，和一兩個朋友，每個人都在做點什麼事情。要畫全身的人，也要盡可能好好的畫。記得喔，要畫你自己、你的老師、一到兩個朋友，每個人都在做點什麼事情。」

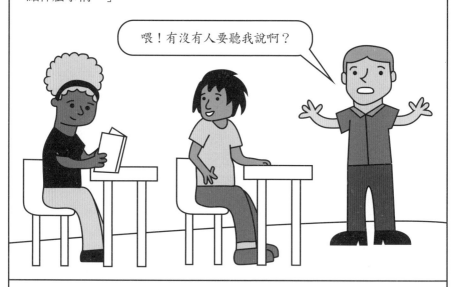

解讀和計分

圖畫完成時，治療師問創作者圖畫內容，上面的人都在做什麼。治療師觀察圖畫上人物的動作，也觀察人物的特徵和姿勢，試著理解更多創作者與學校相關的關係狀態。

克拉瑪藝術評估

依蒂斯・克拉瑪用一次的評估活動，理解4-15 歲的個案。這個評估活動中，治療師能使用三種媒材創作自選主題。[26]

執行方法

第一種媒材會是鉛筆、橡皮擦和一張21*28公分大小的紙張。當兒童完成圖畫時，接著會給他們顏料或是黏土。

彩繪之前，會先把廣告顏料裝在小杯子裡，空杯子是用來混色的，也會給他們灰色紙張。

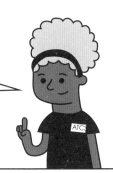

> 克拉瑪給兒童使用非常特定數量的顏色，為了精簡說明，我們會跳過這段說明，請讀者自己找來讀！

捏塑活動進行時，藝術治療師提供黏土和簡單的工具，兒童完成捏塑工作之後，老師會請他們幫作品上色。

由於這個評估並沒有正式的計分方法，藝術治療師應該要把兒童使用媒材的順序、後續對談的內容、行為和態度等等，都加以記錄。

克拉瑪選用這三種媒材是為了激起不同的回應。舉例來說，她記錄了：

- ・鉛筆畫通常帶動控制性的表達和故事敘說。
- ・彩繪通常引起較多情感的自發性表達。
- ・黏土時常引起退化和遊戲行為。

屋樹人測驗

為了更加了解個體的人格特質和人際關係，約翰‧巴克（John Buck）設計了屋樹人測驗（House-Tree-Person Test, H-T-P）。[27]

執行方法

這裡有兩種施測方法：一種有顏色，一種沒有顏色。開始的時候，個案先畫沒有顏色的鉛筆畫。

巴克記錄的重點如下：

> 媒材
> 六張 18*21 公分大小的紙
> 幾支附橡皮擦的 2B 鉛筆
> 8 色蠟筆
> 馬錶
> 屋樹人計分文件

「請拿起鉛筆畫一棟房子。你可以畫任何你想畫的房子，畫什麼樣形式的房子都由你決定。要畫多久時間也依照你的速度，只要盡可能畫一張完整的房子圖給我。」[28]

畫樹和畫人的說明是一樣的，但是要記得把「房子」替換成「樹」或「人」。畫房子的時候紙張是水平走向，畫樹和人的紙張是垂直方向。

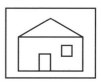

除了請個案使用油蠟筆之外，彩色版本的指導語相同。這八個顏色包括：紅色、橘色、黃色、綠色、藍色、紫色、咖啡色、黑色。

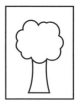

施測的時候，一律是按照房子、樹、人這樣的順序進行。

所以，房子、樹、人的順序，不能變成人、樹、房子，或是樹、房子、人，或是人、房子、樹……

沒錯！

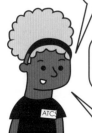

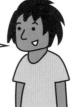

屋樹人測驗

完成圖畫之後的對談包括 60 個問題。[29] 圖畫的解讀包括圖畫上可見或不可見的觀察細節。讓我們仔細看。

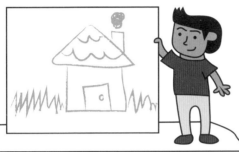

房屋畫可能代表個人的家或家庭生活面向。

舉例來說，煙囪可能象徵家庭溫暖，沒有窗戶可能代表敵意。

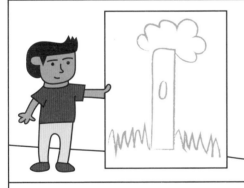

樹可能代表個體潛意識的人格特質。[30]

舉例來說，一棵小樹可能具有微不足道感，樹如果有過多樹蔭可能和攻擊行為有關。

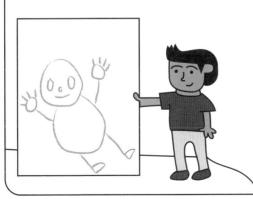

人可能指涉了個體意識之人格。

舉例來說，假如這個人有一個大頭，可能和過度的內在幻想有關。假如沒有畫手臂，可能和無能感或無助感有關。

畫人測驗

伊莉莎白・科皮茲（Elizabeth Koppitz）在1968年[31]發展畫人測驗（Human Figure Drawing Test, HFD），目的是為了測出年輕個案的發展階段，並能更加了解他們的人格。[32]

執行方法

評估指引如下：

「請在這張紙上畫下一個**完整**的人。畫任何人都可以，但需要是全身完整的人，不能是火柴人或卡通人物。」[33]

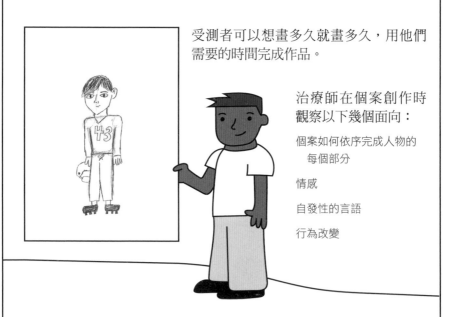

媒材

21*28公分白紙
2B鉛筆
橡皮擦

受測者可以想畫多久就畫多久，用他們需要的時間完成作品。

治療師在個案創作時觀察以下幾個面向：

個案如何依序完成人物的
　　每個部分

情感

自發性的言語

行為改變

科皮茲歸納了三十個發展相關的元素和三十個情緒相關的因子。

畫一個人測驗

納格利里（Naglieri）、麥克尼什（McNeish）和巴爾多斯（Bardos）發明了畫一個人測驗（Draw A Person Test），目的是評估兒童與青少年的情緒問題。[34]

執行方法

治療師請個案盡可能畫一張男性完整的人物圖畫，接著畫一個女性，最後畫自己。每一張圖畫可以畫五分鐘。

媒材
附橡皮擦的鉛筆
紙張

計分

兩項重點需要觀察：

人物造形的基本條件，包括大小尺寸、傾斜度、所立之地點。

圖畫內容，包括陰影和橡皮擦擦拭的地方。

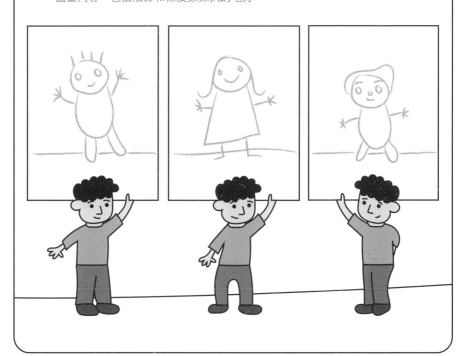

樹上摘蘋果測驗

羅恩菲爾是第一位談到描繪「樹上摘蘋果測驗」（Person Picking an Apple from a Tree, 或稱為PPAT）的學者。琳達・甘特（Linda Gantt）和卡梅洛・塔本（Carmello Tabone）深知投射測驗永遠不可能成為既精確又可研究的精神科診斷方法，因此他們發展了藝術治療正規元素分數（Formal Elements Art Therapy Scale, FEATS），用以客觀測量個案的PPAT圖畫變項。[35]

執行方法

指引很簡單，施測者請個案「在圖畫上畫一個人從樹上摘蘋果。」

假如受測者問要畫男生或女生，則施測者強調是畫「一個人」。

受測者自己決定紙張的方向。

媒材
30*45公分白色紙張
12色有香味的麥克筆

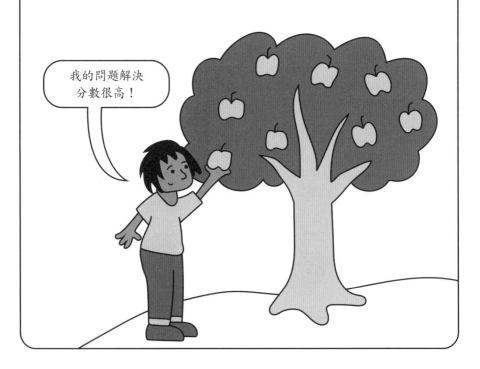

樹上摘蘋果測驗

受測者畫完的時候，施測者應用FEATS為作品的各個變項計分。FEATS手冊提供PPAT的計分案例，因此施測者能用來對比個案的作品。

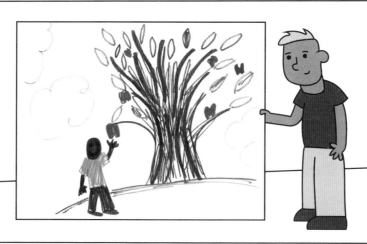

FEATS計分項目如下：[36]

1. 顯著的色彩
2. 固有色
3. 隱含的能量
4. 空間
5. 統整
6. 邏輯
7. 寫實度
8. 問題解決
9. 發展階段
10. 細節
11. 線條品質
12. 人物
13. 旋轉的程度
14. 持續動作

每一項分數介於0-5分之間。

分數可能與心理症狀、憂鬱症、雙極性疾患、思覺失調、認知障礙有關。

舉例來說，甘特的研究說明了：

・憂鬱症者傾向於使用較少的顏色。
・急性思覺失調症者在邏輯分數上得分低。
・生理因素之心智障礙者傾向於使用暖色。[37]

臉部表情畫

臉部表情畫（Face Stimulus Assessment, FSA）由唐納·貝慈研發做為投射測驗，用來理解個案的認知和發展階段。[38]這個測驗應用在不同文化背景、不同的心智障礙、溝通問題和自閉症的個案。[39]

執行方法

施測者首先把彩色筆打亂隨機排列。

FSA測驗要畫三張圖，三張圖的開始之指導語皆為「請使用桌上的彩色筆和紙張」。[40]

媒材
三張21*28公分大小的白色紙張
Crayola品牌八色彩色筆
Crayola品牌八種膚色彩色筆

三張紙的差異是紙張上有沒有先畫簡單的造型。

第一張紙上面有一個簡單的人臉。

第二張紙上面有一個簡單的人臉輪廓。

第三張紙是空白的。

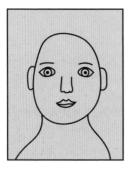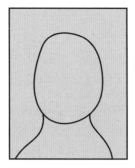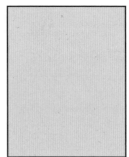

每一張畫完的時候，會把作品拿開到受測者視線看不到的地方。
這個測驗大約進行五十分鐘。

譯註：美國為多元種族國家，這類圖畫測驗很強調不同膚色人種的重要性，因此適用媒材單列出了特定品牌的特定媒材。藝術治療師於個人工作場域與文化背景工作時，可能受限於所處之地點與文化背景，可取用此測驗之概念而微調媒材。

臉部表情畫

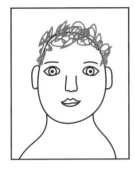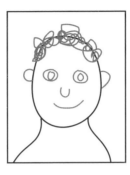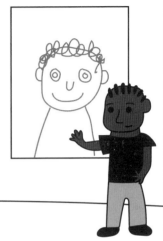

FSA 評估包括質化和量化的評估分數。

質性評估應用了 FEATS 的九個

評分項目：[41]

顯著的色彩

物體和環境的細節

發展階段

固有色

隱含的能量

邏輯

寫實性

線條品質

持續動作

量化評分奠基於施測者的觀察：[42]

運動能力

寫實色彩

細節

把臉部畫得像自己的程度

圖畫上的空間應用

背景

臉部和背景的色彩區隔度

整體而言，此評估要看一個人如何組織臉部，以及如何記憶並和保持圖像訊息。

西爾摩繪畫測驗

羅利・西爾摩（Rawley Silver）參考皮亞傑的理論，設計了西爾摩繪畫測驗（Silver Drawing Test, SDT）。[43] SDT的施測目標是理解順序概念、空間概念、聯想、概念形成。羅利發展SDT是為了不受語言影響，讓所有參與者像玩遊戲一樣參與。

西爾摩繪畫測驗有三個分測驗：[44]

1. 預測繪畫：受測者要在圖畫上預測垂直與水平的順序。

2. 觀察繪畫：由觀察而來的描繪寫實之能力。

3. 想像畫：選兩張圖畫整合成一個視覺敘事作品。

> **媒材**
> 評估小冊子
> 一支鉛筆
> 三個圓柱體和一顆鵝卵石

執行方法

藝術治療師通常鼓勵參與者閱讀指引並完成三項分測驗。必要的時候，藝術治療師會把指引大聲唸出來。

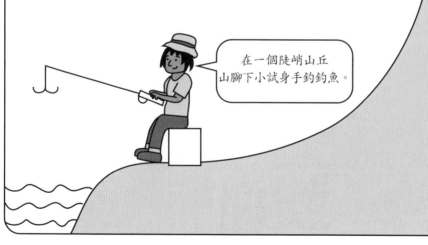

在一個陡峭山丘山腳下小試身手釣釣魚。

西爾摩繪畫測驗

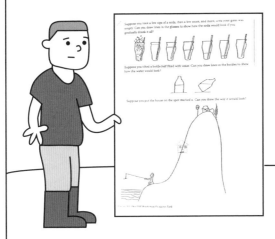

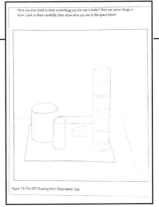

預測繪畫的評分反映了個案理解垂直與水平順序的能力。[45]

觀察繪畫反映了個案如何掌握空間概念。[46]

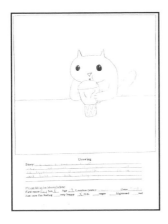

想像畫評估三個領域：

1. 情緒內涵
強烈的負面到強烈的正向主題

2. 自我形象
病態幻想到願望實現的幻想

3. 幽默感
超強攻擊性的幽默到愉悅的幽默感

認知藝術治療評估

艾倫·霍洛維茲（Ellen Horovitz）以開放畫室取向的方法讓個案進行認知藝術治療評估（Cognitive Art Therapy Assessment, CATA）。霍洛維茲的CATA需要進行前測和後測，以理解發展與認知的改變。[47]

媒材

鉛筆、彩繪顏料、黏土、軟鉛筆、橡皮擦
21*28公分白色紙張、45*60公分白色紙張
廣告顏料（不包括橘色、紫色、綠色、咖啡色）
混好顏色用的小容器
用來混合更多顏色的置物盤
陶土、捏塑用具、裝廢陶土的容器、裝水的容器

執行方法

霍洛維茲提供幾種媒材，包括繪畫用具、彩繪顏料、黏土。她會問受測者想要先用哪一種。

當個案開始使用其中的媒材時，藝術治療師會詢問個案對每一種媒材的熟悉度。

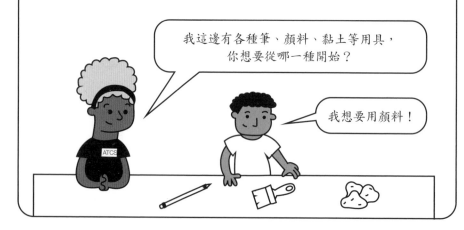

認知藝術治療評估

霍洛維茲建議，觀察和撰述認知藝術治療評估時，需要考量以下條件。[48]

描繪

· 發展階段　　　　　· 運動協調
· 感知問題　　　　　· 現實感知
· 思考障礙　　　　　· 家庭動力

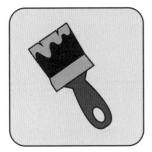

顏色

· 情緒／感受
· 對色彩的興奮回應

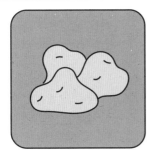

黏土

· 統整的能力
· 退化的傾向
· 退化之後的統整能力

藝術治療師同時觀察整體的藝術品質，創作主題或是評估過程個案的行為或態度。

利維克情緒與認知藝術治療評估

利維克情緒與認知藝術治療評估（The Levick Emotional Cognitive Art Therapy Assessment, LECATA）[49]最初在邁阿密戴德鎮公立學校實施，但是這個評估現在已經應用在許多國家。這個評估最常被用在學校領域。

LECATA需要進行五張圖畫。

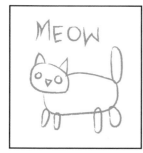

1. 自由畫。

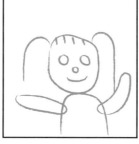

2. 畫現在這個年齡的自己。

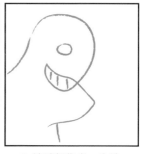

3. 塗鴉想像畫：先塗鴉，再由塗鴉當中想像畫出視覺意象。

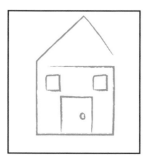

4. 重要的地方。

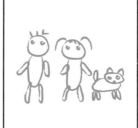

5. 家庭圖。

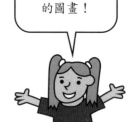

檢查一下我所有的圖畫！

根據基本發展條件，LECATA的施測者使用評估手冊進行認知與情緒向度之計分。最後的分數會在個別教育計畫（Individualized education program, IEP）中，與老師和家長一起開會討論該生的教育需要，同時也討論合適的介入計畫。

班達完形測驗 II

洛拉‧班達（Laura Bender）在1938年研發最初的視覺動作完形測驗（Visual Motor Gestalt Test）[50]，近期的班達完形測驗II（Bender-Gestalt II）之主要目標，是透過個案產出的仿畫圖較好的理解個案的視覺動作感知、發展階段、神經心理發展。[51]

執行方法

最晚近的版本有兩個不同的分測驗，總共16個圖形。其中一個分測驗是給八歲和八歲以下的兒童，另一個是給八歲以上的個體。[52]最新版本的測驗包括圖像記憶的內容。

媒材

班達完形測驗II工具
紙張
鉛筆

計分

使用五點量表評估仿畫圖形：[53]

0分－和原圖完全不相似／缺乏任何相關性

1分－非常低比例的形似

2分－部分形似

3分－非常形似

4分－幾乎完美的相同

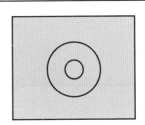

動作測驗

1分－線條接觸兩個端點，但沒有畫出方形。線條可能畫到方形但沒有超過。

2分－線條畫出方形外，或是沒有接觸到兩個端點。最多有12分。

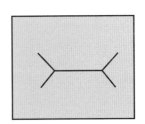

感知測驗

每一個正確的回應獲得一分，最多10分。

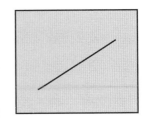

舊雜誌照片拼貼

海倫‧朗加滕設計了舊雜誌照片拼貼（Magazine Photo Collage, MPC），作為多元文化評估，用以較好的理解個案的衝突和防衛。[54]

執行方法[55]

藝術治療師提示以下幾個步驟：

瀏覽拼貼盒，找出引起共鳴的圖片，把圖片貼在紙上，說或寫下任何意識興起的內容。

選六個有人物的圖像，貼在紙張上。說或寫下圖上這些人的想法或他們說的話。

媒材
40*50公分白報紙或白紙
黑色細頭麥克筆
黑色中粗麥克筆
原子筆
安全剪刀
鉛筆
膠水

從拼貼盒再選出六張圖片，各代表好和壞的事情，最後一樣說或寫下有關這些圖片的內容。

選一張有一個人的圖片，貼下這張圖片之後，說或寫下這張圖片上面發生什麼事，或是寫下的情境如果改變會怎樣。如果情境會改變，則再另選一件作品代表改變後的圖片，貼在紙上，說或寫下相關內容。

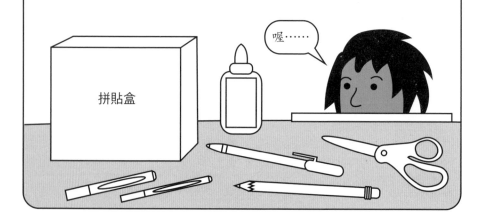

舊雜誌照片拼貼

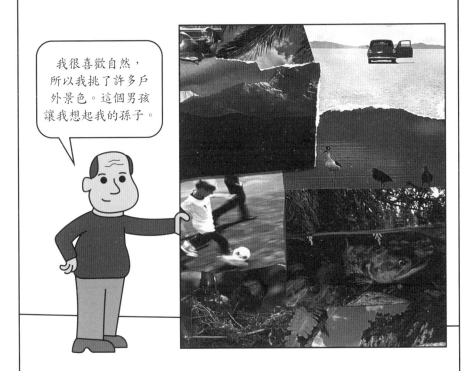

我很喜歡自然，所以我挑了許多戶外景色。這個男孩讓我想起我的孫子。

觀察

治療師首先觀察個案如何操作這些拼貼媒材。例如圖片用剪的還是用撕的？圖片剩下嗎？膠水怎樣用？貼的位置是隨意貼，或是較控制的留意貼的位置？[56]

治療師也會觀察圖的內容，觀察是否出現任何特殊的訊息或操作的模式。[57]

透過完成的拼貼作品之意義，幫助治療師收集個案相關資料，用以發展適切的治療計畫。[58]

畫雨中的一個人

伊曼紐爾・漢默（Emanuel Hammer）早在1958年就提出「畫雨中的一個人」（Draw-a-Person-in-the-Rain, DAPR）測驗。[59]維爾尼斯（Verinis）、利滕貝格（Lichtenberg）和漢瑞奇（Henrich）發現這些作品中的特定元素和創作者因應壓力的能力之相關性。[60]

執行方法

引導者要求個案「畫一個雨中的人，要盡可能好好的畫」[61]。個案可以畫十分鐘。

圖畫完成時，治療師會詢問有關圖畫上這個人的相關問題，包括這個人的感覺，以及這個人如何因應生活中的壓力等等。

降雨的強度可能象徵個案的外在壓力，避雨的各種保護例如雨傘或庇護所，可能象徵個案因應壓力的能力。[62]

媒材
21*28公分白色紙張
兩支附橡皮擦的2B鉛筆

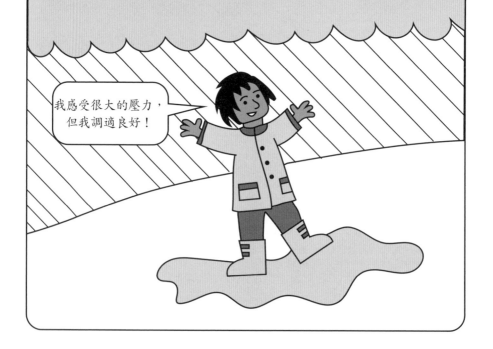

我感受很大的壓力，但我調適良好！

信仰態度的藝術治療評估

艾倫‧霍洛維茲為了解一個人的靈性感受，因而發展信仰態度的藝術治療評估（Belief Art Therapy Assessment, BATA）。霍洛維茲建議，只有當個案提出信仰問題或對信仰有疑問的時候，才使用這個評估方法。[63]

執行方法[64]

霍洛維茲施測的時候會問個案：「你是否曾想過宇宙怎樣被創造出來？是誰對受造物具有責任？」在這個問題之後，給予兩個指引。

「很多人相信上帝。假如你也相信上帝，能否畫下或捏塑上帝對你的意義？」

「有些人相信上帝的相對面貌，或是有些人確信上帝的相對面。假如你相信信仰當中存在著對立的力量，能否畫下或捏塑上述對你的意義？」

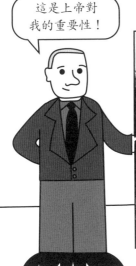

這是上帝對我的重要性！

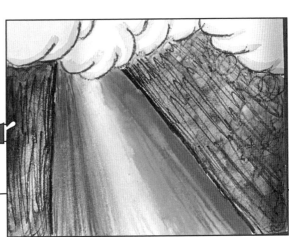

這個取向幫助治療師和個案投入靈性議題的討論。個案可能因此獲得靈性的覺知，同時理解靈性如何對他們的整體健康和身心福祉有所助益。

藝術治療夢評估

艾倫·霍洛維茲在1990年發展了藝術治療夢評估（Art Therapy Dream Assessment, ATDA），目的是為了增進對個案治療目標的理解，並幫助個案解決情緒衝突。[65]

執行方法

開始的時候，藝術治療師請個案選一個夢，以某種方式抽取內容。

霍洛維茲會提供平面或立體的媒材給個案，個案則依序進行以下步驟：[66]

1. 應用創作媒材表達夢境。

2. 為夢境寫下一段文字。

3. 朗讀這段文字，接著由治療師大聲朗讀這段文字。

4. 由夢境敘述中選擇重要的文字，畫底線。

5. 閱讀畫底線的文字，接著由治療師大聲朗讀這些文字。

6. 底線文字之外，把其他最重要的文字圈起來。

7. 朗讀這些圈出來的文字，接著由治療師大聲朗讀這些文字。

8. 刪減選出來的文字到最後剩下八個字。

9. 治療師大聲朗讀這八個字。

10. 使用這八個字造句。

11. 請個案朗讀這個句子，接著由治療師大聲朗讀句子。

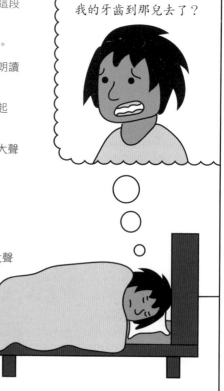

夢境和所撰述的文字提供個案情緒需要的覺察。

電腦技術整合

金松印（Seong-in Kim）認為電腦演算法能幫助藝術治療師進行圖畫評估時的正式元素，以量化的訊息改善計分的有效性。[67]

電腦系統能為傳統繪畫測驗計分，但金松印相信可以創造出電腦本位的評估。這些有可能是把傳統測驗轉向數位方式處理資料，或是發展全新的評估方法。

金松印認為電腦計分系統能為以下變項提供較精確的訊息。[68]

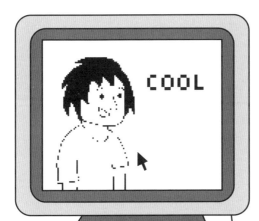

變項

· 顏色的數量以及顏色列表
· 描繪色彩的區域
· 色調的數量
· 凸包（convex hull）的上色區域
· 邊緣的長度

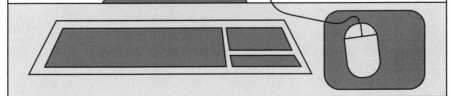

金松印指出，使用電腦計分系統的目標並非取代專業人員的計分，而是電腦讓專業人員有機會更聚焦於需要真人觀察與評斷的藝術創作歷程之細微差異。

最後的提醒

到目前為止，藝術治療評估沒有足夠的信度與效度，藝術本位評估也無法診斷，但能收集較多個案的相關資料。[69]

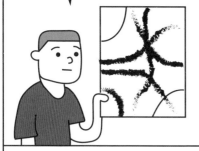

快來幫我看一下！幫我下個診斷吧！
我是憂鬱症，對吧？我的整張畫都是黑的。

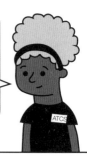

用一張圖畫下診斷
很沒倫理，
我們來想想為何你覺得
自己可能是憂鬱症。

進入最後章節之前，要提醒讀者，許多本書談到的評估與計分方法需要額外的訓練，才能更精確有效地獲得衡鑑的結果。[70]

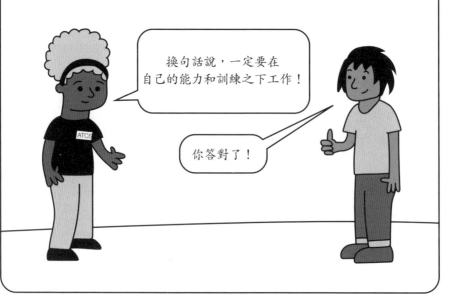

換句話說，一定要在
自己的能力和訓練之下工作！

你答對了！

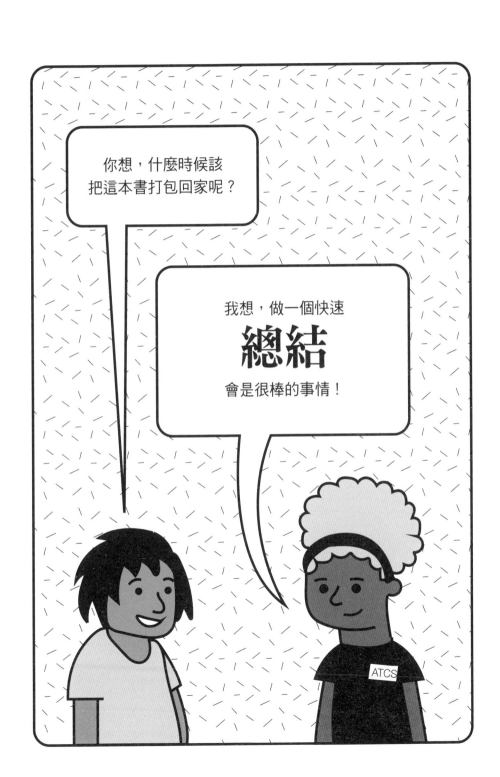

總結

在這一段，我們會說明成為藝術治療師的意義，並提供額外相關資源的資訊。

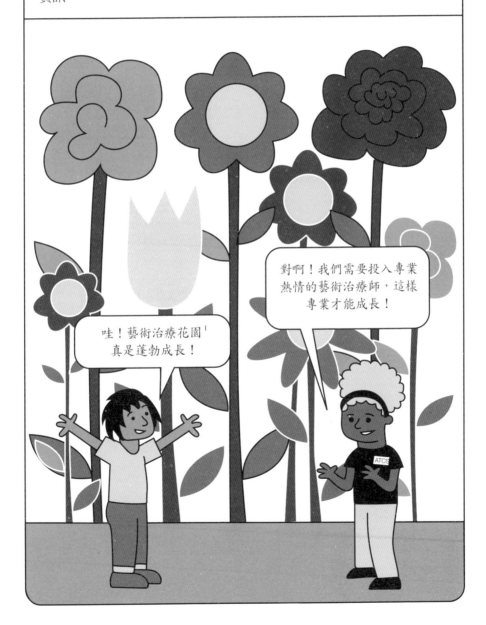

特徵和活動

楊格和紐威爾（Junge and Newell）收集了這個領域的推動者「寫給年輕藝術治療師的信」。這些推動者認為以下是成為有效能藝術治療師的重要條件。[2]

問題解決
自我照顧
幽默感
展現熱情
Sandra Graves-Alcorn

從自己的生命歷程學習
Arthur Robbins

覺察歧視
承諾社會倡議
Cliff Joseph

尊重
接納犯錯
給予並接納批判
展現藝術熱情
Catherine Hyland Moon

投入研究
Frances Kaplan

善於對他人表現專業
承認自己不知道的部分
為他人著想
與其他臨床專業人員合作
接納犯錯
接納所有的個案
找到重新建構自己的方法
Judith Aron Rubin

能把這個專業撰寫清楚
Cathy Malchiodi

創作自己的藝術作品
接納犯錯
Shaun McNiff

發現幽默感
展現領導能力
說話有熱情
勇敢的示範
Maxine Junge

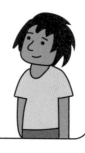

多元文化的應變能力

藝術治療師時常與來自不同文化背景的對象工作,因此多元文化應變能力和敏銳度在藝術治療實務工作中相當重要。[3]

為了更具有效能,藝術治療師必須理解自己和工作對象之間的文化差異。對許多心理健康專業人員來說,第一步是先要了解並覺察自己的文化價值觀和信仰,才不至於把自己的文化價值強行加諸個案身上。[4]這樣做能幫助專業人員認同自己的偏見,因此才不會對治療關係產生負面的影響。[5]

當然,了解個案的文化背景也相當重要,這包括種族、階級、性別等影響生命經驗的變項在不同文化觀點下帶來的影響[6]。同樣重要的是,不同文化背景對於治療這件事情具有不同的想法和認知。一般而言,藝術治療師的工作目標是與個案的價值體系工作。[7]

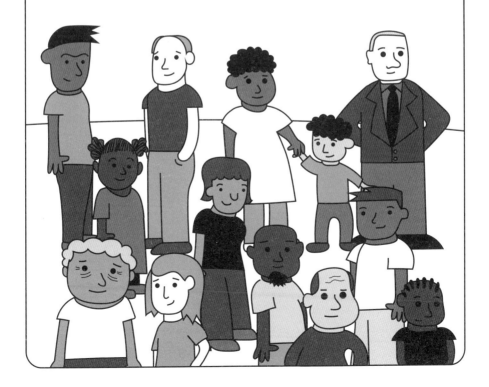

社會運動

在直接的藝術治療之外，藝術治療師「有責任提升覺察並導正權力平衡，當需要的時候投入社會正義運動。」[8]

卡普蘭條列以下藝術治療的社會運動。[9]

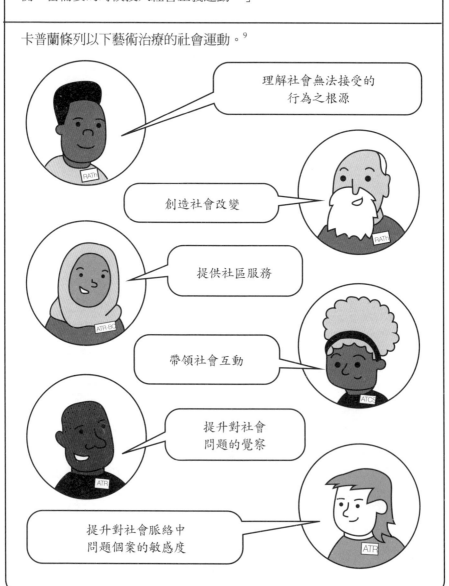

專業認同

以下是幾個有關藝術治療師專業認同的觀點。

鮑伯・奧特（Bob Ault）

「一個好的藝術治療師好像溜冰者。一隻溜冰鞋是理解藝術，另一隻溜冰鞋理解人、心理學和諮商。有時候，你蹬出一隻溜冰鞋，有時候你蹬出另一隻溜冰鞋，更有時候你兩隻一起滑出。」[10]

瑪夏・羅莎爾（Marcia Rosal）

「我們當中的某些人可能比其他人創作更多一些，或有些人多做些研究，有人在實務工作中多用點藝術，有人則在實務工作中多用些語言和臨床技巧。但是這些並非比較，都不表示誰比誰厲害一些。」[11]

夏洛特・波絲頓（Charlotte Boston）

「馬賽克是小塊石頭或彩色玻璃的拼貼設計。身為藝術治療師，我有一個「馬賽克」似的多重角色，每個部分對整個自我皆有貢獻。我是藝術家、藝術治療師、臨床專業人員、團體帶領者、教育者、滋養者。」[12]

唐・瓊斯（Don Jones）

「我們工作的基本面是持續投入藝術表達，也代表了持續的個人與專業認同。藝術是我們用在自我覺知與洞察的成長方法，也是我們理解個案的工具。我們能在工作中發現靈感或改變的新動力。我們不應該要個案做我們自己都不做的事情，那樣是不誠實的。」[13]

大衛・古薩克（David Gussak）

「我們應該在山頂大聲呼喊：藝術治療師需要跨領域的特定的訓練，包括臨床、醫療、復健，以及最重要的－藝術。」[14]

茱蒂絲・魯賓（Judith Rubin）

「一個能勝任的藝術治療師，能夠真誠對待藝術或是治療，把兩者整合成最好的，並能在必要的時間點上服務需要的人。」[15]

英國的藝術治療培訓學校

在英國或美國，藝術治療師在開始實務工作之前，必需獲得藝術治療研究所碩士學位。以下條列了被認可的英國學校研究所。[16] 下一頁則談到被認可的美國藝術治療研究所。

請到baat.org網頁瀏覽最新的大學研究所培訓機構！
University of Ulster / Belfast
University of Chester / Chester
University of Derby / Derby
Queen Margaret Univeresity / Edinburgh
University of Hertfordshire / Hatfield
Goldsmiths / London
The Institute for Arts in Therapy and Education (IATE) / London
University of Roehampton / London
Art Therapy Northern Programme / Sheffield
University of South Wales / Wales

哇！誰知道這裡有這麼多相關研究所？藝術治療師們過去怎麼知道自己要申請哪裡？

最好到各大學網頁瀏覽並閱讀研究所相關訊息。
另一個有效的步驟是聯絡研究所主任。當然，這許多資料也能在英國藝術治療學會或是在美國藝術治療學會找到。

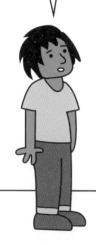
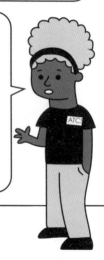

美國的藝術治療培訓學校

美國認可藝術治療研究所的機構從美國藝術治療學會教育推動小組，轉移到外部認證機構，健康教育機構認證聯盟委員會（Commission on Accreditation of Allied Health Education Program, CAAHEP）。請瀏覽美國藝術治療學會網頁arttherapy.org瀏覽最新通過認可的研究所。

Albertus Magnus College / New Haven, CT
The George Washington University / Alexandria, DC
Florida State University / Tallahassee, FL
Southern Illinois University Edwardsville / Edwardsville, IL
St. Mary-of-the-Woods College / St. Mary of the Woods, IN
Emporia State University / Emporia, KS
Long Island University / New York, NY
New York University / New York, NY
Lewis & Clark College / Potland, OR
Edinboro University / Edinboro, PA
Eastern Virginia Medical School / Norfolk, VA
Antioch University Seattle / Seattle, WA

這些是通過專業培訓認證的研究所。[17]

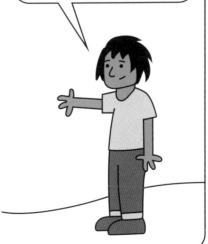

Notre Dame de Namur University / Belmont, CA
Loyola Marymount University / Los Angeles, CA
Naropa University / Boulder, CO
Adler University / Chicago, IL
School of the Art Institute of Chicago / Chicago, IL
University of Louisville / Louisville, KY
Lesley University / Cambridge, MA
Springfield College / Springfield, MA
Wayne State University / Detroit, MI
Adler Graduate School / Minnetonka, MN
Caldwell University / Caldwell, NJ
Southwestern College / Santa Fe, NM
Pratt Institute / Brooklyn, NY
Hofstra University / Hempstead, NY
School of Visual Arts / New York, NY
College of Mount Saint Vincent / Riverdale, NY
Nazareth College of Rochester /Rochester, NY
Ursuline College / Pepper Pike, OH
Seton Hill University / Greensburg, PA
Drexel University / Philadelphia, PA
Marywood University / Scranton, PA
Mount Mary University / Milwaukee, WI

這些是被認可的培訓機構。[18]本書出版時，這些研究所當中有許多正努力通過CAAHEP的專業培訓認證。

如何找到（美國或英國）藝術治療師

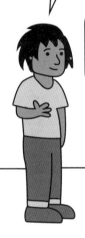

或許你正在想，「天啊，我不知道我是不是要成為一位藝術治療師，但我知道自己很想透過參與藝術治療增進對生命的了解。」如果你這樣想的話，恭喜了！

美國和英國的國家級學會讓尋找藝術治療師這件事情變得簡單一些。

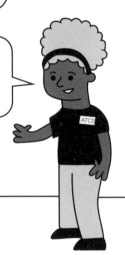

在英國尋找藝術治療師

到英國藝術治療學會（BAAT）網頁：
https://www.baat.org

在網頁找到「Find an Art Therapist」（尋找藝術治療師）這一欄，點下去。

這樣做會帶你到一個搜尋引擎，因此你可以依照實務工作者的條件搜尋，例如工作職稱、工作對象、工作地點、實務領域等。

在美國尋找藝術治療師

到美國藝術治療認證協會（ATCB）網頁：
https://atcb.org

連上網之後，寫下：「Find a Credentialed Art Therapist.」（尋找認證藝術治療師。）這樣便能在公開訊息處找到藝術治療師。

這樣做會帶你到一個登錄最新條列的認證藝術治療師之資料庫。

有用的相關資源

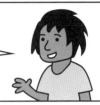

我百分之百相信你想要繼續學習藝術治療，這裡提供你一些可供查閱的有用資源。

期刊
Art Therapy: Journal of the American Art Therapy Association
Canadian Art Therapy Association Journal
The International Journal of Art Therapy: Inscape

網站
American Art Therapy Association / arttherapy.org
Art Therapy Credential Board, Inc. / atcb.org
Art Therapy Research Information / arttherapy.org/research
British Association of Art Therapists / bbat.org
The Health & Care Professions Councill hcpc-uk.org
Institute for Continuing Education in Art Therapy / at-institute.arttherapy.org

書籍
Gussak, D. E. and Rosal, M. L. (2016). *The Wiley Handbook of Art Therapy*. Chichester, UK: John Wiley & Sons.

Liebmann, M. (2004). *Art Therapy for Groups: A Handbook of Themes and Exercises* (2nd ed.). Hove, UK: Routledge.

Malchiodi, C. A. (2012). *Handbook of Art Therapy* (2nd ed.). New York, NY: Guilford Press.

Moon, C. H. (2010). *Materials and Media in Art Therapy: Critical Understandings of Diverse Artistic Vocabularies*. New York, NY: Routledge.

Rubin, J. A. (2010). *Introduction to Art Therapy: Sources and Resources* (2nd ed.). New York, NY: Routledge.

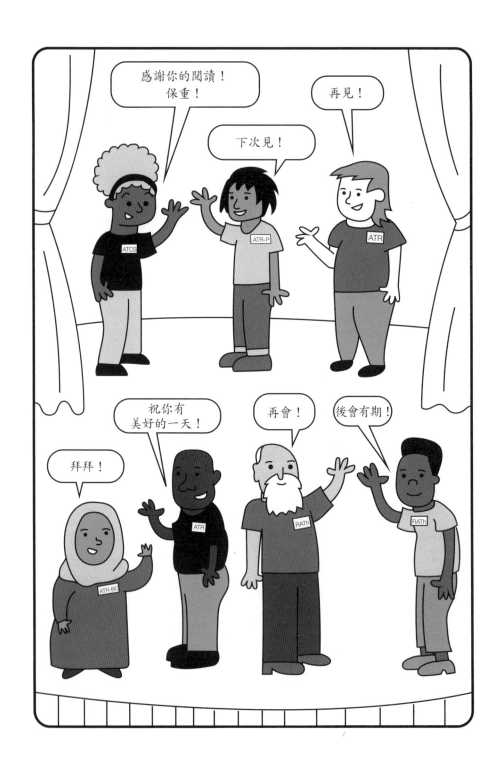

註腳

簡介

1 American Art Therapy Association (2017) "Definition of profession." Retrieved from www.arttherapy.org/upload/2017_DefinitionofProfession.pdf; British Association of Art Therapists (n.d.) "What is art therapy?" Retrieved from www.baat.org/About-Art-Therapy

2 American Art Therapy Association (2017) "Definition of profession." Retrieved from www.arttherapy.org/upload/2017_DefinitionofProfession.pdf

3 Rubin, J.A. (2010) *Introduction to Art Therapy: Sources and Resources* (2nd ed.). New York, NY: Routledge.

4 Garyfalakis, R. (2017) "What's the difference between art therapy and an art class?" Retrieved from www.artastherapy.ca/art-as-therapy-blog/2017/3/14/whats-the-difference-between-art-therapy-and-an-art-class

5 Rubin, J.A. (2010) *Introduction to Art Therapy: Sources and Resources* (2nd ed.). New York, NY: Routledge.

6 British Association of Art Therapists (2016) "Art therapy information." Retrieved from www.baat.org/Assets/Docs/2018%20ART%20THERAPY%20TRAINING%20new%20details.pdf

7 American Art Therapy Association (2017) "Becoming an art therapist." Retrieved from https://arttherapy.org/becoming-art-therapist

8 American Art Therapy Association (2017) "Educational standards." Retrieved from https://arttherapy.org/educational-standards

9 British Association of Art Therapists (2016) "Art therapy information." Retrieved from www.baat.org/Assets/Docs/2018%20ART%20THERAPY%20TRAINING%20new%20details.pdf

10 American Art Therapy Association (2017) "Educational standards." Retrieved from https://arttherapy.org/educational-standards

11 Health & Care Professions Council (2019) "UK application forms." Retrieved from www.hpc-uk.org/registration/getting-on-the-register/uk-applications/uk-application-forms

12 Art Therapy Credentials Board, Inc. (2019) "About the credentials." Retrieved from www.atcb.org/New_Applicants/AboutTheCredentials

13 British Association of Art Therapists (n.d.) "Career information." Retrieved from www.baat.org/Careers-Training/Career-Information

14 American Art Therapy Association (2017) "About art therapy." Retrieved from https://arttherapy.org/about-art-therapy

15 Rubin, J.A. (2010) *Introduction to Art Therapy: Sources and Resources* (2nd ed.). New York, NY: Routledge.

16 Ibid.

17 Moon, C.H. (2010) *Materials and Media in Art Therapy: Critical Understandings of Diverse Artistic Vocabularies*. New York, NY: Routledge.

18 Landgarten, H.B. (1987) *Family Art Psychotherapy: A Clinical Guide and Casebook*. New York, NY: Brunner/Mazel, p.7.

19 Rubin, J.A. (2010) *Introduction to Art Therapy: Sources and Resources* (2nd ed.). New York, NY: Routledge; Moon, C.H. (2010) *Materials and Media in Art Therapy: Critical Understandings of Diverse Artistic Vocabularies*. New York, NY: Routledge.

歷史

1 Rubin, J.A. (2010) *Introduction to Art Therapy: Sources and Resources* (2nd ed.). New York, NY: Routledge.

2 Ibid., pp.51–57.

3 Ibid., p.54.

4 Ibid.

5 Ibid.

6 Vick, R.M. (2012) "A Brief History of Art Therapy." In C.A. Malchiodi (ed.) *Handbook of Art Therapy* (2nd ed.). New York, NY: Guilford Press.

7 Rubin, J.A. (2010) *Introduction to Art Therapy: Sources and Resources* (2nd ed.). New York, NY: Routledge.

8 Vick, R.M. (2012) "A Brief History of Art Therapy." In C.A. Malchiodi (ed.) *Handbook of Art Therapy* (2nd

ed.). New York, NY: Guilford Press.

9 Junge, M.B. (2010) *The Modern History of Art Therapy in the United States*. Springfield, IL: Charles C. Thomas.

10 Vick, R.M. (2012) "A Brief History of Art Therapy." In C.A. Malchiodi (ed.) *Handbook of Art Therapy* (2nd ed.). New York, NY: Guilford Press.

11 Taylor & Francis Online (2020) *Canadian Art Therapy Association Journal*. Retrieved from www.tandfonline. com/toc/ucat20/current

12 Vick, R.M. (2012) "A Brief History of Art Therapy." In C.A. Malchiodi (ed.) *Handbook of Art Therapy* (2nd ed.). New York, NY: Guilford Press.

13 Taylor & Francis Online (2020) *International Journal of Art Therapy*. Retrieved from www.tandfonline.com/ loi/rart20

14 Junge, M.B. (2010) *The Modern History of Art Therapy in the United States*. Springfield, IL: Charles C. Thomas; Rubin, J.A. (2010) *Introduction to Art Therapy: Sources and Resources* (2nd ed.). New York, NY: Routledge; American Art Therapy Association (2017) "Multicultural sub-committee." Retrieved from https:// arttherapy.org/multicultural-sub-committee; British Association of Art Therapists (2020) "Qualifying training courses for art therapists in the UK." Retrieved from www.baat.org/Assets/Docs/2020%20HCPC%20Validated%20 Art%20 Therapy%20MA%20Training.pdf; Commission on Accreditation of Allied Health Education Programs (2017) "Find a program." Retrieved from www.caahep.org/Accreditation/Find-a-Program.aspx

15 Junge, M.B. (2010) *The Modern History of Art Therapy in the United States*. Springfield, IL: Charles C. Thomas; Fish, B. (2013) "Reflections on the beginning of the ATCB." *ATCB Review* 20, 2, 1, 9. Retrieved from www.atcb.org/resource/pdf/Newsletter/Summer2013.pdf; American Art Therapy Association (2017) "Credentials and licensure." Retrieved from https://arttherapy.org/credentials-and-licensure

16 American Art Therapy Association (2017) "State advocacy." Retrieved from https://arttherapy.org/state-advocacy

工作架構與模式

1 Rubin, J.A. (2010) *Introduction to Art Therapy: Sources and Resources* (2nd ed.). New York, NY: Routledge.

2 Personal communication, L. Schmanke, February 22, 2020.

3 Rubin, J.A. (2011) *The Art of Art Therapy: What Every Art Therapist Needs to Know*. New York, NY: Routledge.

4 Personal communication, L. Schmanke, February 22, 2020.

5 Rubin, J.A. (2011) *The Art of Art Therapy: What Every Art Therapist Needs to Know*. New York, NY: Routledge.

6 Ibid., p.38.

7 Schmanke, L. (2018) "Freud" [Class handout]. Department of Counselor Education, Emporia State University, Emporia, KS.

8 Schmanke, L. (2018) "Mahler" [Class handout]. Department of Counselor Education, Emporia State University, Emporia, KS; Personal communication, L. Schmanke, June 29, 2020.

9 Schmanke, L. (2005) "Erikson's Stages of Psychosocial Development" [Class handout]. Department of Counselor Education, Emporia State University, Emporia, KS.

10 Schmanke, L. (2004) "Piaget's Stages of Cognitive Development" [Class handout]. Department of Counselor Education, Emporia State University, Emporia, KS.

11 Lowenfeld, V. and Brittain, W.L. (1987) *Creative and Mental Growth* (8th ed.). Upper Saddle River, NJ: Prentice-Hall.

12 Rubin, J.A. (2005) *Child Art Therapy* (25th Anniversary ed.). Hoboken, NJ: John Wiley & Sons.

13 Ibid., pp.36–46.

14 Ibid., p.37.

15 Schmanke, L. (2018) "Wrestling with Golomb—Summary Thoughts from Chapter 3" [Class handout]. Department of Counselor Education, Emporia State University, Emporia, KS. Handout based on information from Golomb, C. (2004) *The Child's Creation of a Pictorial World* (2nd ed.). Mahwah, NJ: Lawrence Erlbaum.

16 Kagin, S.L. and Lusebrink, V.B. (1978) "The expressive therapies continuum." *Art Psychotherapy* 5, 171–180.

17 Hinz, L.D. (2009) *Expressive Therapies Continuum: A Framework for Using Art in Therapy.* New York, NY:

Routledge.

18 Kagin, S.L. and Lusebrink, V.B. (1978) "The expressive therapies continuum." *Art Psychotherapy* 5, 171–180; Hinz, L.D. (2009) *Expressive Therapies Continuum: A Framework for Using Art in Therapy*. New York, NY: Routledge.

19 Atom Conceptualization: personal communication, G. Wolf Bordonaro, April 12, 2019.

20 Hinz, L.D. (2009) *Expressive Therapies Continuum: A Framework for Using Art in Therapy*. New York, NY: Routledge; Lusebrink, V.B. (1990) "Levels of Expression and Systems Approach to Therapy." In V.B. Lusebrink (ed.) *Imagery and Visual Expression in Therapy*. Boston, MA: Springer.

21 Aach-Feldman, S. and Kunkle-Miller, C. (2016) "Developmental Art Therapy." In J.A. Rubin (ed.) *Approaches to Art Therapy: Theory and Technique* (3rd ed.). New York, NY: Routledge.

22 Schmanke, L. (2018) "Developmental Art Therapy" [Class handout]. Department of Counselor Education, Emporia State University, Emporia, KS. Handout based on information from Rosal, M.L. (1996) *Approaches to Art Therapy for Children*. Burlingame, CA: Abbeygate.

23 Malchiodi, C.A. (2012) "Developmental Art Therapy." In C.A. Malchiodi (ed.) *Handbook of Art Therapy* (2nd ed.). New York, NY: Guilford Press.

理論取向

1 Rubin, J.A. (2010) *Introduction to Art Therapy: Sources and Resources* (2nd ed.). New York, NY: Routledge, p.95.

2 Rubin, J.A. (2016) *Approaches to Art Therapy: Theory and Technique* (3rd ed.). New York, NY: Routledge. Rubin organized her book in this way.

3 Rubin, J. (2016) "Discovery and Insight in Art Therapy." In J.A. Rubin (ed.) *Approaches to Art Therapy: Theory and Technique* (3rd ed.). New York, NY: Routledge.

4 Corey, G. (2017) *Theory and Practice of Counseling and Psychotherapy* (10th ed.). Boston, MA: Cengage Learning.

5 Corey, G. (2017) *Theory and Practice of Counseling and Psychotherapy* (10th ed.). Boston, MA: Cengage Learning; Rubin, J.A. (2016) "Psychoanalytic Art Therapy." In D.E. Gussak and M L. Rosal (eds) *The Wiley Handbook of Art Therapy*. Chichester, UK: John Wiley & Sons.

6 Corey, G. (2017) *Theory and Practice of Counseling and Psychotherapy* (10th ed.). Boston, MA: Cengage Learning.

7 Ibid.

8 Rubin, J.A. (2016) "Discovery and Insight in Art Therapy." In J.A. Rubin (ed.) *Approaches to Art Therapy: Theory and Technique* (3rd ed.). New York, NY: Routledge

9 Naumburg, M. (1966) *Dynamically Oriented Art Therapy: Its Principles and Practices*. New York, NY: Grune & Stratton.

10 Corey, G. (2017) *Theory and Practice of Counseling and Psychotherapy* (10th ed.). Boston, MA: Cengage Learning.

11 Rubin, J.A. (2016) "Discovery and Insight in Art Therapy." In J.A. Rubin (ed.) *Approaches to Art Therapy: Theory and Technique* (3rd ed.). New York, NY: Routledge.

12 Freud, S. (1989) "The ego and the id (1923)." *TACD Journal* 17, 1, 5–22.

13 Ibid.

14 Ibid.

15 Kramer, E. and Gerity, L.A. (2000) *Art as Therapy: Collected Papers*. London: Jessica Kingsley Publishers.

16 Rubin, J.A. (2016) "Psychoanalytic Art Therapy." In D.E. Gussak and M.L. Rosal (eds) *The Wiley Handbook of Art Therapy*. Chichester, UK: John Wiley & Sons.

17 Rubin, J.A. (2016) "Discovery and Insight in Art Therapy." In J.A. Rubin (ed.) *Approaches to Art Therapy: Theory and Technique* (3rd ed.). New York, NY: Routledge. Inspired by the story of Mrs. L, pp.75–83.

18 Malchiodi, C.A. (2012) "Psychoanalytic, Analytic, and Object Relations Approaches." In C.A. Malchiodi (ed.) *Handbook of Art Therapy* (2nd ed.). New York, NY: Guilford Press; Corey, G. (2017) *Theory and Practice of Counseling and Psychotherapy* (10th ed.). Boston, MA: Cengage Learning.

19 Robbins, A. (2016) "Object Relations and Art Therapy." In J.A. Rubin (ed.) *Approaches to Art Therapy: Theory and Technique* (3rd ed.). New York, NY: Routledge.

20 Malchiodi, C.A. (2012) "Psychoanalytic, Analytic, and Object Relations Approaches." In C.A. Malchiodi (ed.) *Handbook of Art Therapy* (2nd ed.). New York, NY: Guilford Press; Corey, G. (2017) *Theory and Practice of Counseling and Psychotherapy* (10th ed.). Boston, MA: Cengage Learning.

21 Malchiodi, C.A. (2012) "Psychoanalytic, Analytic, and Object Relations Approaches." In C.A. Malchiodi (ed.) *Handbook of Art Therapy* (2nd ed.). New York, NY: Guilford Press, p.71.

22 Corey, G. (2017) *Theory and Practice of Counseling and Psychotherapy* (10th ed.). Boston, MA: Cengage Learning.

23 Jung, C.G. (2014) *The Archetypes and the Collective Unconscious*. New York, NY: Routledge.

24 Ibid.

25 Swan-Foster, N. (2016) "Jungian Art Therapy." In J.A. Rubin (ed.) *Approaches to Art Therapy: Theory and Technique* (3rd ed.). New York, NY: Routledge.

26 Ibid.

27 Rubin, J.A. (2016) "Psychoanalytic Art Therapy." In D.E. Gussak and M.L. Rosal (eds) *The Wiley Handbook of Art Therapy*. Chichester, UK: John Wiley & Sons.

28 Malchiodi, C.A. (2012) "Psychoanalytic, Analytic, and Object Relations Approaches." In C.A. Malchiodi (ed.) *Handbook of Art Therapy* (2nd ed.). New York, NY: Guilford Press.

29 Malchiodi, C.A. (2012) "Psychoanalytic, Analytic, and Object Relations Approaches." In C.A. Malchiodi (ed.) *Handbook of Art Therapy* (2nd ed.). New York, NY: Guilford Press; Corey, G. (2017) *Theory and Practice of Counseling and Psychotherapy* (10th ed.). Boston, MA: Cengage Learning; Swan-Foster, N. (2016) "Jungian Art Therapy." In J.A. Rubin (ed.) *Approaches to Art Therapy: Theory and Technique* (3rd ed.). New York, NY: Routledge.

30 Corey, G. (2017) *Theory and Practice of Counseling and Psychotherapy* (10th ed.). Boston, MA: Cengage Learning.

31 Moon, B. (2016) "Art Therapy: Humanism in Action." In J.A. Rubin (ed.) *Approaches to Art Therapy: Theory and Technique* (3rd ed.). New York, NY: Routledge, p.204.

32 Corey, G. (2017) *Theory and Practice of Counseling and Psychotherapy* (10th ed.). Boston, MA: Cengage Learning; Rogers, C. (1951) *Client-Centered Therapy: Its Current Practice, Implications and Theory*. London: Constable.

33 Rogers, N. (2016) "Person-Centered Expressive Arts Therapy: A Path to Wholeness." In J.A. Rubin (ed.) *Approaches to Art Therapy: Theory and Technique* (3rd ed.). New York, NY: Routledge; Corey, G. (2017) *Theory and Practice of Counseling and Psychotherapy* (10th ed.). Boston, MA: Cengage Learning; Moon, B. (2016) "Art Therapy: Humanism in action." In J.A. Rubin (ed.) *Approaches to Art Therapy: Theory and Technique* (3rd ed.). New York, NY: Routledge.

34 Rogers, C.R. (1969) *Freedom to Learn: A View of What Education Might Become*. Columbus, OH: C.E. Merrill.

35 Corey, G. (2017) *Theory and Practice of Counseling and Psychotherapy* (10th ed.). Boston, MA: Cengage Learning.

36 Rogers, N. (2016) "Person-Centered Expressive Arts Therapy: A Path to Wholeness." In J.A. Rubin (ed.) *Approaches to Art Therapy: Theory and Technique* (3rd ed.). New York, NY: Routledge.

37 Maslow, A.H. (1943) "A theory of human motivation." *Psychological Review* 50, 4, 370–396.

38 Rogers, C.R. (1958) "A process conception of psychotherapy." *American Psychologist* 13, 4, 142–149.

39 Rogers, N. (2016) "Person-Centered Expressive Arts Therapy: A Path to Wholeness." In J.A. Rubin (ed.) *Approaches to Art Therapy: Theory and Technique* (3rd ed.). New York, NY: Routledge.

40 Moon, B. (2016) "Art Therapy: Humanism in action." In J.A. Rubin (ed.) *Approaches to Art Therapy: Theory and Technique* (3rd ed.). New York, NY: Routledge.

41 Kim, S. (2010) "A story of a healing relationship: The person-centered approach in expressive arts therapy." *Journal of Creativity in Mental Health* 5, 1, 93–98. 10.1080/15401381003627350. NOTE: Inspired by the story of Mrs. H.

42 Corey, G. (2017) *Theory and Practice of Counseling and Psychotherapy* (10th ed.). Boston, MA: Cengage Learning.

43 Corey, G. (2017) *Theory and Practice of Counseling and Psychotherapy* (10th ed.). Boston, MA: Cengage Learning; Malchiodi, C.A. (2012) "Humanistic Approaches." In C.A. Malchiodi (ed.) *Handbook of Art Therapy* (2nd ed.). New York, NY: Guilford Press; Moon, B. (2016) "Art Therapy: Humanism in Action." In J.A. Rubin (ed.) *Approaches to Art Therapy: Theory and Technique* (3rd ed.). New York, NY: Routledge.

44 Corey, G. (2017) *Theory and Practice of Counseling and Psychotherapy* (10th ed.). Boston, MA: Cengage Learning, pp.138–146.

45 Corey, G. (2017) *Theory and Practice of Counseling and Psychotherapy* (10th ed.). Boston, MA: Cengage Learning.

46 Ibid.

47 Malchiodi, C.A. (2012) "Humanistic Approaches." In C.A. Malchiodi (ed.) *Handbook of Art Therapy* (2nd ed.). New York, NY: Guilford Press, p.77.

48 Ibid., p.76.

49 Moon, B.L. (2009) *Existential Art Therapy: The Canvas Mirror* (3rd ed.). Springfield, IL: Charles C Thomas. NOTE: Inspired by "A Story of Overindulgence," pp.194–195.

50 Corey, G. (2017) *Theory and Practice of Counseling and Psychotherapy* (10th ed.). Boston, MA: Cengage Learning; Rhyne, J. (2016) "Gestalt Art Therapy." In J.A. Rubin (ed.) *Approaches to Art Therapy: Theory and Technique* (3rd ed.). New York, NY: Routledge.

51 Amendt-Lyon, N. (2001) "Art and creativity in Gestalt therapy." *Gestalt Review* 5, 4, 225–248.

52 Yalom, I.D. (2002) *The Gift of Therapy: An Open Letter to a New Generation of Therapists and Their Patients*. New York, NY: HarperCollins.

53 Corey, G. (2017) *Theory and Practice of Counseling and Psychotherapy* (10th ed.). Boston, MA: Cengage Learning.

54 Ciornai, S. (2016) "Gestalt Art Therapy: A Path to Consciousness Expansion." In D.E. Gussak and M.L. Rosal (eds) *The Wiley Handbook of Art Therapy*. Chichester, UK: John Wiley & Sons.

55 Corey, G. (2017) *Theory and Practice of Counseling and Psychotherapy* (10th ed.). Boston, MA: Cengage Learning.

56 Polster, E. and Polster, M. (1973) *Gestalt Therapy Integrated: Contours of Theory and Practice*. New York, NY: Brunner/Mazel.

57 Corey, G. (2017) *Theory and Practice of Counseling and Psychotherapy* (10th ed.). Boston, MA: Cengage Learning.

58 Ibid., p.201.

59 Rhyne, J. (2016) "Gestalt Art Therapy." In J.A. Rubin (ed.) *Approaches to Art Therapy: Theory and Technique* (3rd ed.). New York, NY: Routledge.

60 Ciornai, S. (2016) Gestalt Art Therapy: A Path to Consciousness Expansion. In D.E. Gussak and M.L. Rosal (eds) *The Wiley Handbook of Art Therapy*. Chichester, UK: John Wiley & Sons.

61 Malchiodi, C.A. (2012) "Humanistic Approaches." In C.A. Malchiodi (ed.) *Handbook of Art Therapy* (2nd ed.). New York, NY: Guilford Press.

62 Ciornai, S. (2016) "Gestalt Art Therapy: A Path to Consciousness Expansion." In D.E. Gussak and M.L. Rosal (eds) *The Wiley Handbook of Art Therapy*. Chichester, UK: John Wiley & Sons.

63 Rhyne, J. (2016) "Gestalt Art Therapy." In J.A. Rubin (ed.) *Approaches to Art Therapy: Theory and Technique* (3rd ed.). New York, NY: Routledge, p.214.

64 Moon, B.L. (2004) *Art and Soul: Reflections on an Artistic Psychology*. Springfield, IL: Charles C Thomas. NOTE: Inspired by the story of Carl, pp.37–42.

65 Corey, G. (2017) *Theory and Practice of Counseling and Psychotherapy* (10th ed.). Boston, MA: Cengage Learning.

66 Corey, G. (2017) *Theory and Practice of Counseling and Psychotherapy* (10th ed.). Boston, MA: Cengage Learning; Malchiodi, C.A. and Rozum, A.L. (2012) "Cognitive-Behavioral and Mind-Body Approaches." In C.A. Malchiodi (ed.) *Handbook of Art Therapy* (2nd ed.). New York, NY: Guilford Press.

67 Beck, A.T. (1963) "Thinking and depression: I. Idiosyncratic content and cognitive distortions." *Archives of General Psychiatry* 9, 4, 324–333.

68 Beck, A.T., Rush, A.J., Shaw, B.F., and Emery, G. (1979) *Cognitive Therapy of Depression*. New York, NY: Guilford Press.

69 Corey, G. (2017) *Theory and Practice of Counseling and Psychotherapy* (10th ed.). Boston, MA: Cengage Learning; Malchiodi, C.A. and Rozum, A.L. (2012) "Cognitive-Behavioral and Mind-Body Approaches." In C.A. Malchiodi (ed.) *Handbook of Art Therapy* (2nd ed.). New York, NY: Guilford Press; Rosal, M. (2016) "Cognitive-Behavioral Art Therapy." In J.A. Rubin (ed.) *Approaches to Art Therapy: Theory and Technique* (3rd ed.). New

York, NY: Routledge.

70 Rosal, M. (2016) "Cognitive-Behavioral Art Therapy." In J.A. Rubin (ed.) *Approaches to Art Therapy: Theory and Technique* (3rd ed.). New York, NY: Routledge; Corey, G. (2017) *Theory and Practice of Counseling and Psychotherapy* (10th ed.). Boston, MA: Cengage Learning. Rosal, M.L. (2016) "Cognitive-Behavioral Art Therapy Revisited." In D.E. Gussak and M.L. Rosal (eds) *The Wiley Handbook of Art Therapy*. Chichester, UK: John Wiley & Sons.

71 Rosal, M. (2016) "Cognitive-Behavioral Art Therapy." In J.A. Rubin (ed.) *Approaches to Art Therapy: Theory and Technique* (3rd ed.). New York, NY: Routledge; Rosal, M.L. (2016) "Cognitive-Behavioral Art Therapy Revisited." In D.E. Gussak and M.L. Rosal (eds) *The Wiley Handbook of Art Therapy*. Chichester, UK: John Wiley & Sons; Malchiodi, C.A. and Rozum, A.L. (2012) "Cognitive-Behavioral and Mind-Body Approaches." In C.A. Malchiodi (ed.) *Handbook of Art Therapy* (2nd ed.). New York, NY: Guilford Press.

72 Rosal, M. (2016) "Cognitive-Behavioral Art Therapy." In J.A. Rubin (ed.) *Approaches to Art Therapy: Theory and Technique* (3rd ed.). New York, NY: Routledge. Case inspired by the story of Karen, pp.344–349.

73 Malchiodi, C.A. and Rozum, A.L. (2012) "Cognitive-Behavioral and Mind-Body Approaches." In C.A. Malchiodi (ed.) *Handbook of Art Therapy* (2nd ed.). New York, NY: Guilford Press; Rappaport, L. and Kalmanowitz, D. (2013) "Mindfulness, Psychotherapy, and the Arts Therapies." In L. Rappaport (ed.) *Mindfulness and the Arts Therapies: Theory and Practice*. London: Jessica Kingsley Publishers; Warren, S.S. (2006) "An exploration of the relevance of the concept of 'flow' in art therapy." *International Journal of Art Therapy: Inscape* 11, 2, 102–110; Peterson, C. (2013) "Mindfulness-Based Art Therapy: Applications for Healing with Cancer." In L. Rappaport (ed.) *Mindfulness and the Arts Therapies: Theory and Practice*. London: Jessica Kingsley Publishers.

74 Corey, G. (2017) *Theory and Practice of Counseling and Psychotherapy* (10th ed.). Boston, MA: Cengage Learning; Riley, S. and Malchiodi, C.A. (2012) "Solution-Focused and Narrative Approaches." In C.A. Malchiodi (ed.) *Handbook of Art Therapy* (2nd ed.). New York, NY: Guilford Press.

75 Riley, S. and Malchiodi, C.A. (2012) "Solution-Focused and Narrative Approaches." In C.A. Malchiodi (ed.) *Handbook of Art Therapy* (2nd ed.). New York, NY: Guilford Press; Gantt, L. and Greenstone, L. (2016) "Narrative Art Therapy in Trauma Treatment." In J.A. Rubin (ed.) *Approaches to Art Therapy: Theory and Technique* (3rd ed.). New York, NY: Routledge.

76 Gantt, L. & Greenstone, L. (2016) "Narrative Art Therapy in Trauma Treatment." In J.A. Rubin (ed.) *Approaches to Art Therapy: Theory and Technique* (3rd ed.). New York, NY: Routledge. Inspired by the story of Katie, pp.354–355, 362–368.

77 Corey, G. (2017) *Theory and Practice of Counseling and Psychotherapy* (10th ed.). Boston, MA: Cengage Learning; Riley, S. and Malchiodi, C.A. (2012) "Solution-Focused and Narrative Approaches." In C.A. Malchiodi (ed.) *Handbook of Art Therapy* (2nd ed.). New York, NY: Guilford Press.

78 Corey, G. (2017) *Theory and Practice of Counseling and Psychotherapy* (10th ed.). Boston, MA: Cengage Learning.

79 Riley, S. and Malchiodi, C.A. (2012) "Solution-Focused and Narrative Approaches." In C.A. Malchiodi (ed.) *Handbook of Art Therapy* (2nd ed.). New York, NY: Guilford Press.

80 Allen, P. (2016) "Art Making as Spiritual Path: The Open Studio Process as a Way to Practice Art Therapy." In J.A. Rubin (ed.) *Approaches to Art Therapy: Theory and Technique* (3rd ed.). New York, NY: Routledge.

81 Rappaport, L. (2016) "Focusing-Oriented Art Therapy." In J.A. Rubin (ed.) *Approaches to Art Therapy: Theory and Technique* (3rd ed.). New York, NY: Routledge.

82 Allen, P. (2016) "Art Making as Spiritual Path: The Open Studio Process as a Way to Practice Art Therapy." In J.A. Rubin (ed.) *Approaches to Art Therapy: Theory and Technique* (3rd ed.). New York, NY: Routledge; Franklin, M. (2016) "Contemplative Wisdom Traditions in Art Therapy: Incorporating Hindu-Yoga-Tantra and Buddhist Perspectives in Clinical and Studio Practice." In J.A. Rubin (ed.) *Approaches to Art Therapy: Theory and Technique* (3rd ed.). New York, NY: Routledge.

83 Rappaport, L. (2016) "Focusing-Oriented Art Therapy." In J.A. Rubin (ed.) *Approaches to Art Therapy: Theory and Technique* (3rd ed.). New York, NY: Routledge, p.288.

84 Corey, G. (2017) *Theory and Practice of Counseling and Psychotherapy* (10th ed.). Boston, MA: Cengage Learning.

85 Corey, G. (2017) *Theory and Practice of Counseling and Psychotherapy* (10th ed.). Boston, MA: Cengage Learning; Talwar S. (2010) "An intersectional framework for race, class, gender, and 262 sexuality in art therapy." *Art Therapy: Journal of the American Art Therapy Association* 27, 1, 11–17.

86 Corey, G. (2017) *Theory and Practice of Counseling and Psychotherapy* (10th ed.). Boston, MA: Cengage

Learning.

87 Talwar S. (2010) "An intersectional framework for race, class, gender, and sexuality in art therapy." *Art Therapy: Journal of the American Art Therapy Association* 27, 1, 11–17.

88 Corey, G. (2017) *Theory and Practice of Counseling and Psychotherapy* (10th ed.). Boston, MA: Cengage Learning.

89 Corey, G. (2017) *Theory and Practice of Counseling and Psychotherapy* (10th ed.). Boston, MA: Cengage Learning; Sobol, B. and Howie, P. (2016) "Family Art Therapy." In J.A. Rubin (ed.) *Approaches to Art Therapy: Theory and Technique* (3rd ed.). New York, NY: Routledge.

90 Horovitz, E.G. and Eksten, S.L. (2009) *The Art Therapists' Primer: A Clinical Guide to Writing Assessments, Diagnosis, and Treatment*. Springfield, IL: Charles C Thomas; Corey, G. (2017) *Theory and Practice of Counseling and Psychotherapy* (10th ed.). Boston, MA: Cengage Learning.

91 Hoshino, J. (2016) "Getting the Picture: Family Art Therapy." In D.E. Gussak and M.L. Rosal (eds) *The Wiley Handbook of Art Therapy*. Chichester, UK: John Wiley & Sons.

92 Sobol, B. and Howie, P. (2016) "Family Art Therapy." In J.A. Rubin (ed.) *Approaches to Art Therapy: Theory and Technique* (3rd ed.). New York, NY: Routledge; Hoshino, J. (2016) "Getting the Picture: Family Art Therapy." In D.E. Gussak and M.L. Rosal (eds) *The Wiley Handbook of Art Therapy*. Chichester, UK: John Wiley & Sons.

93 Ricco, D.L. (2016) "A Treatment Model for Marital Art Therapy: Combining Gottman's Sound Relationship House Theory with Art Therapy Techniques." In D.E. Gussak and M.L. Rosal (eds) *The Wiley Handbook of Art Therapy*. Chichester, UK: John Wiley & Sons.

94 Waller, D. (1993) *Group Interactive Art Therapy*. Hove, England: Brunner-Routledge, pp.37–38.

95 Ibid., pp.38-39.

96 Personal communication, L. Schmanke & G. Wolf Bordonaro, June 29, 2020.

97 Waller, D. (1993) *Group Interactive Art Therapy*. Hove, England: Brunner-Routledge, pp.39-40.

98 Williams, K. and Tripp, T. (2016) "Group Art Therapy." In J.A. Rubin (ed.) *Approaches to Art Therapy: Theory and Technique* (3rd ed.). New York, NY: Routledge, pp.420–423.

99 Hanes, M.J. (1995) "Utilizing road drawings as a therapeutic metaphor in art therapy." *American Journal of Art Therapy* 34, 1, 19.

100 Williams, K. and Tripp, T. (2016) "Group Art Therapy." In J.A. Rubin (ed.) *Approaches to Art Therapy: Theory and Technique* (3rd ed.). New York, NY: Routledge; Rosal, M.L. (2016) "Rethinking and Reframing Group Art Therapy: An Amalgamation of British and US Models." In D.E. Gussak and M.L. Rosal (eds) *The Wiley Handbook of Art Therapy*. Chichester, UK: John Wiley & Sons; Waller, D. (1993) *Group Interactive Art Therapy*. Hove, England: Brunner-Routledge.

101 Yalom, I. D. with Leszcz, M. (2005) *The Theory and Practice of Group Psychotherapy*. Cambridge, MA: Basic Books (original work published Yalom 1970).

102 Ibid.

103 Ibid.

104 Rosal, M.L. (2016) "Rethinking and Reframing Group Art Therapy: An Amalgamation of British and US Models." In D.E. Gussak and M.L. Rosal (eds) *The Wiley Handbook of Art Therapy*. Chichester, UK: John Wiley & Sons.

105 Schmanke, L. (2012) "Art Therapy Group Models" [Class handout]. Department of Counselor Education, Emporia State University, Emporia, KS.

106 Corey, G. (2017) *Theory and Practice of Counseling and Psychotherapy* (10th ed.). Boston, MA: Cengage Learning.

107 Ibid.

108 Wadeson, H. (2016) "An Eclectic Approach to Art Therapy." In J.A. Rubin (ed.) *Approaches to Art Therapy: Theory and Technique* (3rd ed.). New York, NY: Routledge. 109 Corey, G. (2017) *Theory and Practice of Counseling and Psychotherapy* (10th ed.). Boston, MA: Cengage Learning.

110 Rubin, J.A. (2016) "Conclusion." In J.A. Rubin (ed.) *Approaches To Art Therapy: Theory and Technique* (3rd ed.). New York, NY: Routledge.

特殊族群

1 Rubin, J.A. (2010) *Introduction To Art Therapy: Sources and Resources* (2nd ed.). New York, NY: Routledge.

2 Rubin, J.A. (2005) *Child Art Therapy* (25th Anniversary ed.). Hoboken, NJ: John Wiley & Sons; Councill, T.

(2016) "Art Therapy with Children." In D.E. Gussak and M.L. Rosal (eds) *The Wiley Handbook of Art Therapy*. Chichester, UK: John Wiley & Sons.

3 Brooke, S.L. (1995) "Art therapy: An approach to working with sexual abuse survivors." *The Arts in Psychotherapy* 22, 5, 447–466; Backos, A.K. and Pagon, B.E. (1999) "Finding a voice: Art therapy with female adolescent sexual abuse survivors." *Art Therapy* 16, 3, 126–132; Pifalo, T. (2007) "Jogging the cogs: Trauma-focused art therapy and cognitive behavioral therapy with sexually abused children." *Art Therapy* 24, 4, 170–175; Pifalo, T. (2006) "Art therapy with sexually abused children and adolescents: Extended research study." *Art Therapy* 23, 4, 181–185; Pifalo, T. (2002) "Pulling out the thorns: Art therapy with sexually abused children and adolescents." *Art Therapy* 19, 1, 12–22.

4 Hanes, M.J. (1997) "In focus. Producing messy mixtures in art therapy: A case study of a sexually abused child." *American Journal of Art Therapy* 35, 3, 70–73. NOTE: Case inspired by the story of Felicia.

5 Alter-Muri, S.B. (2017) "Art education and art therapy strategies for autism spectrum disorder students." *Art Education* 70, 5, 20–25; Schweizer, C., Spreen, M., and Knorth, E.J. (2017) "Exploring what works in art therapy with children with autism: Tacit knowledge of art therapists." *Art Therapy: Journal of the American Art Therapy Association* 34, 4, 183–191.

6 Martin, N. (2009) "Art therapy and autism: Overview and recommendations." *Art Therapy: Journal of the American Art Therapy Association* 26, 4, 187–190; Gabriels, R.L. and Gaffey, L.J. (2012) "Art Therapy with Children on the Autism Spectrum." In C.A. Malchiodi (ed.) *Handbook of Art Therapy* (2nd ed.). New York, NY: Guilford Press; Richardson, J.F. (2016) "Art Therapy on the Autism Spectrum: Engaging the Mind, Brain, and Senses." In D.E. Gussak and M.L. Rosal (eds) *The Wiley Handbook of Art Therapy*. Chichester, UK: John Wiley & Sons.

7 Safran, D.S. (2012) "An Art Therapy Approach to Attention-Deficit/Hyperactivity Disorder." In C.A. Malchiodi (ed.) *Handbook of Art Therapy* (2nd ed.). New York, NY: Guilford Press.

8 Ibid., p.193.

9 Cobbett, S. (2016) "Reaching the hard to reach: Quantitative and qualitative evaluation of school-based arts therapies with young people with social, emotional and behavioural difficulties." *Emotional and Behavioural Difficulties* 21, 4, 403–415; Cross, M. (2011) *Children with Social, Emotional and Behavioural Difficulties and Communication Problems: There Is Always a Reason*. London: Jessica Kingsley Publishers.

10 O'Farrell, K. (2017) "Feedback feeds self-identity: Using art therapy to empower self-identity in adults living with a learning disability." *International Journal of Art Therapy: Inscape* 22, 2, 64–72; Hackett, S.S., Ashby, L., Parker, K., Goody, S., and Power, N. (2017) "UK art therapy practice-based guidelines for children and adults with learning disabilities." *International Journal of Art Therapy: Inscape* 22, 2, 84–94; Hallas, P. and Cleaves, L. (2017) "'It's not all fun': Introducing digital technology to meet the emotional and mental health needs of adults with learning disabilities." *International Journal of Art Therapy: Inscape*, 22, 2, 73–83; Burns, S. and Waite, M. (2019) "Building resilience: A pilot study of an art therapy and mindfulness group in a community learning disability team." *International Journal of Art Therapy: Inscape* 24, 2, 88–96.

11 Furneaux-Blick, S. (2019) "Painting together: How joint activity reinforces the therapeutic relationship with a young person with learning disabilities." *International Journal of Art Therapy* 24, 4, 169–180. NOTE: Case inspired by the story of Anna.

12 Miller, M. (2012) "Art Therapy with Adolescents." In C.A. Malchiodi (ed.) *Handbook of Art Therapy* (2nd ed.). New York, NY: Guilford Press; Riley, S. (1999) *Contemporary Art Therapy with Adolescents*. London: Jessica Kingsley Publishers; Linesch, D. (2016) "Art Therapy with Adolescents." In D.E. Gussak and M.L. Rosal (eds) *The Wiley Handbook of Art Therapy*. Chichester, UK: John Wiley & Sons.

13 Pelton-Sweet, L.M. and Sherry, A. (2008) "Coming out through art: A review of art therapy with LGBT clients." *Art Therapy: Journal of the American Art Therapy Association* 25, 4, 170–176; Bettergarcia, J.N. and Israel, T. (2018) "Therapist reactions to transgender identity exploration: Effects on the therapeutic relationship in an analogue study." *Psychology of Sexual Orientation and Gender Diversity* 5, 4, 423–431.

14 Hinz, L.D. (2006) *Drawing from Within: Using Art to Treat Eating Disorders*. London: Jessica Kingsley Publishers; Hunter, M. (2016) "Art Therapy and Eating Disorders." In D.E. Gussak and M.L. Rosal (eds) *The Wiley Handbook of Art Therapy*. Chichester, UK: John Wiley & Sons.

15 Wilson, M. (2012) "Art Therapy in Addictions Treatment." In C.A. Malchiodi (ed.) *Handbook of Art Therapy* (2nd ed.). New York, NY: Guilford Press; Schmanke, L. (2017) *Art Therapy and Substance Abuse: Enabling Recovery from Alcohol and Other Drug Addiction*. London: Jessica Kingsley Publishers; Wise, S. (2009) "Extending a Hand: Open Studio Art Therapy in a Harm Reduction Center." In S. Brooke (ed.) *The Use of Creative Therapies*

with Chemical Dependency Issues. Springfield, IL: Charles C Thomas.

16 Zubala, A., MacIntyre, D.J. and Karkou, V. (2017) "Evaluation of a brief art psychotherapy group for adults suffering from mild to moderate depression: Pilot pre, post and follow-up study." *International Journal of Art Therapy: Inscape* 22, 3, 106–117; Blomdahl, C., Wijk, H., Guregård, S. and Rusner, M. (2018) "Meeting oneself in inner dialogue: A manual-based phenomenological art therapy as experienced by patients diagnosed with moderate to severe depression." *The Arts in Psychotherapy* 59, 17–24; Wise, S. (2016) "On considering the Role of Art Therapy in Treating Depression." In D.E. Gussak & M.L. Rosal (eds) *The Wiley handbook of Art Therapy*. Chichester, UK: John Wiley & Sons.

17 Councill, T. (2012) "Medical Art Therapy with Children." In C.A. Malchiodi (ed.) *Handbook of Art Therapy* (2nd ed.). New York, NY: Guilford Press; Anand, S.A. (2016) "Dimensions of Art Therapy in Medical Illness." In D.E. Gussak and M.L. Rosal (eds) *The Wiley Handbook of Art Therapy*. Chichester, UK: John Wiley & Sons; Malchiodi, C.A. (2012) "Using Art Therapy with Medical Support Groups." In C.A. Malchiodi (ed.) *Handbook of Art Therapy* (2nd ed.). New York, NY: Guilford Press.

18 Haeyen, S., van Hooren, S., Dehue, F., and Hutschemaekers, G. (2018) "Development of an art-therapy intervention for patients with personality disorders: An intervention mapping study." *International Journal of Art Therapy: Inscape* 23, 3, 125–135; Haeyen, S., van Hooren, S., and Hutschemaekers, G. (2015) "Perceived effects of art therapy in the treatment of personality disorders, cluster B/C: A qualitative study." *The Arts in Psychotherapy* 45, 1–10.

19 Eastwood, C. (2012) "Art therapy with women with borderline personality disorder: A feminist perspective." *International Journal of Art Therapy: Inscape* 17, 3, 98–114. NOTE: Case inspired by the story of Jo, pp.105–111.

20 Deegan, P. (1996) "Recovery as a journey of the heart." Psychiatric Rehabilitation Journal 19, 3, 91–97; Spaniol, S. (2012) "Art Therapy with Adults with Severe Mental Illness." In C.A. Malchiodi (ed.) *Handbook of Art Therapy* (2nd ed.). New York, NY: Guilford Press; Patterson, S., Crawford, M., Ainsworth, E., and Waller, D. (2011) "Art therapy for people diagnosed with schizophrenia: Therapists' views about what changes, how and for whom." *International Journal of Art Therapy: Inscape* 16, 2, 70–80.

21 Worden, W. (2002) *Grief Counseling and Grief Therapy* (3rd ed.). New York, NY: Springer; Rozum, A.L. (2012) "Art Therapy with Children in Grief and Loss Groups." In C.A. Malchiodi (ed.) *Handbook of Art Therapy* (2nd ed.). New York, NY: Guilford Press.

22 Malchiodi, C.A. (2007) *The Art Therapy Sourcebook*. New York, NY: McGraw-Hill; Kohut, M. (2011) "Making art from memories: Honoring deceased loved ones through a scrapbooking bereavement group." *Art Therapy: Journal of the American Art Therapy Association* 28, 3, 123–131.

23 Malchiodi, C.A. and Miller, G. (2012) "Art Therapy and Domestic Violence." In C.A. Malchiodi (ed.) *Handbook of Art Therapy* (2nd ed.). New York, NY: Guilford Press; Bird, J. (2018) "Art therapy, arts-based research and transitional stories of domestic violence and abuse." *International Journal of Art Therapy: Inscape* 23, 1, 14–24; Miller, G. (2009) "Bruce Perry's impact: Considerations for art therapy and children from violent homes." Retrieved from www.slideshare.net/gretchenmilleratrbc/PerryAATAPanelGretchen2; Walker, L.E. (2017) *The Battered Woman Syndrome* (4th ed.). New York, NY: Springer.

24 Prescott, M.V., Sekendur, B., Bailey, B., and Hoshino, J. (2008) "Art making as a component and facilitator of resiliency with homeless youth." *Art Therapy* 25, 4, 156–163; Griffith, F.J., Seymour, L., and Goldberg, M. (2015) "Reframing art therapy to meet psychosocial and financial needs in homelessness." *The Arts in Psychotherapy* 46, 33–40; Feen-Calligan, H. (2016) "Art Therapy, Homelessness, and Poverty." In D.E. Gussak and M.L. Rosal (eds) *The Wiley Handbook of Art Therapy*. Chichester, UK: John Wiley & Sons.

25 Malchiodi, C.A. (2012) "Art Therapy with Combat Veterans and Military Personnel." In C.A. Malchiodi (ed.) *Handbook of Art Therapy* (2nd ed.). New York, NY: Guilford Press; Lobban, J. and Murphy, D. (2018) "Using art therapy to overcome avoidance in veterans with chronic post-traumatic stress disorder." *International Journal of Art Therapy* 23, 3, 99–114; Palmer, E., Hill, K., Lobban, J., and Murphy, D. (2017) "Veterans' perspectives on the acceptability of art therapy: A mixed-methods study." *International Journal of Art Therapy: Inscape* 22, 3, 132–137; Avrahami, D. (2006) "Visual art therapy's unique contribution in the treatment of post-traumatic stress disorders." *Journal of Trauma & Dissociation* 6, 4, 5–38; Kopytin, A. and Lebedev, A. (2013) "Humor, self-attitude, emotions, and cognitions in group art therapy with war veterans." *Art Therapy: Journal of the American Art Therapy Association* 30, 1, 20–29.

26 Lobban, J. and Murphy, D. (2018) "Using art therapy to overcome avoidance in veterans with chronic post-traumatic stress disorder." *International Journal of Art Therapy* 23, 3, 99–114. NOTE: Case inspired by the story of Mr. B, pp.100-112.

27 Rubin, J.A. (2010) "People We Serve." In J.A. Rubin, *Introduction to Art Therapy: Sources and Resources* (2nd ed.). New York, NY: Routledge; Yaretzky, A. and Levinson, M. (1996) "Clay as a therapeutic tool in group processing with the elderly." *American Journal of Art Therapy* 34, 3, 75-82; Pike, A. (2016) "Art Therapy with Older Adults: A Focus on Cognition and Expressivity." In D. Gussak and M.L. Rosal (eds) *The Wiley Handbook of Art Therapy*. Chichester, UK: John Wiley & Sons.

28 Guseva, E. (2019) "Art therapy in dementia care: Toward neurologically informed, evidence-based practice." *Art Therapy: Journal of the American Art Therapy Association* 36, 1, 46–49; Tucknott-Cohen, T. and Ehresman, C. (2016) "Art therapy for an individual with late stage dementia: A clinical case description." *Art Therapy: Journal of the American Art Therapy Association* 33, 1, 41–45; Lusebrink, V.B. (2004) "Art therapy and the brain: An attempt to understand the underlying process of art expression in therapy." *Art Therapy: Journal of the American Art Therapy Association* 21, 125–135.

29 Gonzalez-Dolginko, B. (2002) "In the shadows of terror: A community neighboring the World Trade Center disaster uses art therapy to process trauma." *Art Therapy* 19, 3, 120–122; Jones, J.G. (1999) "Mental health intervention in the aftermath of a mass casualty disaster." *Traumatology* 5, 3, 7–19; Chilcote, R.L. (2007) "Art therapy with child tsunami survivors in Sri Lanka." *Art Therapy* 24, 4, 156–162.

30 Chilcote, R.L. (2007) "Art therapy with child tsunami survivors in Sri Lanka." *Art Therapy* 24, 4, 156–162.

31 Ibid., p.159.

32 Czamanski-Cohen, J. (2010) "'Oh! Now I remember': The use of a studio approach to art therapy with internally displaced people." *The Arts in Psychotherapy* 37, 5, 407–413; Akthar, Z. and Lovell, A. (2019) "Art therapy with refugee children: A qualitative study explored through the lens of art therapists and their experiences." *International Journal of Art Therapy* 24, 3, 139–148.

技術和指引

1 Rubin, J.A. (2010) *Introduction to Art Therapy: Sources and Resources* (2nd ed.). New York, NY: Routledge. NOTE: Information from p.155.

2 Atom Conceptualization: personal communication, G. Wolf Bordonaro, April 12, 2019.

3 Malchiodi, C.A. (2007) *The Art Therapy Sourcebook*. New York, NY: McGraw-Hill.

4 Williams, K. and Tripp, T. (2016) "Group Art Therapy." In J.A. Rubin (ed.) *Approaches to Art Therapy: Theory and Technique* (3rd ed.). New York, NY: Routledge.

5 Buchalter, S.I. (2009) *Art Therapy Techniques and Applications*. London: Jessica Kingsley Publishers.

6 Liebmann, M. (2004) *Art Therapy for Groups: A Handbook of Themes and Exercises* (2nd ed.). Hove, UK: Routledge.

7 Junge, M.B. (2010) *The Modern History of Art Therapy in the United States*. Springfield, IL: Charles C Thomas.

8 Malchiodi, C.A. (2012) "Psychoanalytic, Analytic, and Object Relations Approaches." In C.A. Malchiodi (ed.) *Handbook of Art Therapy* (2nd ed.). New York, NY: Guilford Press.

9 Winnicott, D.W. (1971) *Therapeutic Consultations in Child Psychiatry*. London: Hogarth.

10 Lusebrink, V.B. (1990) *Imagery and Visual Expression in Therapy*. New York, NY: Plenum Press. 266

11 Kramer, E. and Gerity, L.A. (2000) *Art as Therapy: Collected Papers*. London: Jessica Kingsley Publishers.

12 Mandali, M. (1991) *Everyone's Mandala Coloring Book*. Guilford, CT: Globe Pequot; Mehlomakulu, C. (2012, November 5) "Mandalas" [Blog post]. *Creativity in Therapy*. Retrieved from http://creativityintherapy. com/2012/11/mandalas

13 Malchiodi, C.A. (2007) *The Art Therapy Sourcebook*. New York, NY: McGraw-Hill. 14 Liebmann, M. (2004) *Art Therapy for Groups: A Handbook of Themes and Exercises* (2nd ed.). Hove, UK: Routledge.

15 Ibid., p.191.

16 Jones, J.G. (1999) "Mental health intervention in the aftermath of a mass casualty disaster." *Traumatology* 5, 3, 7–19.

17 Ibid., p.13.

18 Mehlomakulu, C. (2019, February 17) "Protective containers—Using art to strengthen the metaphor" [Blog post]. *Creativity in Therapy*. Retrieved from http://creativityintherapy.com /2019/02/protective-containers-using-art-strengthen-metaphor

19 Ibid.

20 Buchalter, S.I. (2009) *Art Therapy Techniques and Applications*. London: Jessica Kingsley Publishers, p.162.

21 Ibid., p.155.

22 Buchalter, S.I. (2004) *A Practical Art Therapy*. London: Jessica Kingsley Publishers.

23 Liebmann, M. (2004) *Art Therapy for Groups: A Handbook of Themes and Exercises* (2nd ed.). Hove, UK: Routledge.

24 Buchalter, S.I. (2004) *A Practical Art Therapy*. London: Jessica Kingsley Publishers.

25 Ibid., p.177.

26 Woolhiser Stallings, J. (2016) "Collage as an Expressive Medium in Art Therapy." In D.E. Gussak and M.L. Rosal (eds) *The Wiley Handbook of Art Therapy*. Chichester, UK: John Wiley & Sons.

27 Buchalter, S.I. (2009) *Art Therapy Techniques and Applications*. London: Jessica Kingsley Publishers, pp.108–115.

28 Wolf Bordonaro, G.P., Blake, A., Corrington, D., Fanders, T., and Morley, L. (2009) "Exploring media processes and project applications: (Re)discovering Shrinky Dinks®." *Arts and Activities* 145, 5, 28–29 and 64.

29 Schreiner, L. and Wolf Bordonaro, G.P. (2019) "Using nontraditional curricular tools to address death and dying in nurse education." *Journal of Hospice & Palliative Nursing* 21, 3, 229–236.

30 Orr, P. (2010) "Social Remixing: Art Therapy Media in the Digital Age." In C.H. Moon (ed.) *Materials and Media in Art Therapy: Critical Understandings of Diverse Artistic Vocabularies*. New York, NY: Routledge.

31 Orr, P. (2012) "Technology use in art therapy practice: 2004 and 2011 comparison." *The Arts in Psychotherapy* 39, 4, 234–238.

32 Thong, S.A. (2007) "Redefining the tools of art therapy." *Art Therapy* 24, 2, 52–58.

33 Kavitski, J. (2018) "The Animation Project." In C. Malchiodi (ed.) *The Handbook of Art Therapy and Digital Technology*. London: Jessica Kingsley Publishers.

34 Johnson, J.L. (2018) "Therapeutic Filmmaking." In C. Malchiodi (ed.) *The Handbook of Art Therapy and Digital Technology*. London: Jessica Kingsley Publishers.

35 Brown, C. and Garner, R. (2017) "Serious Gaming, Virtual, and Immersive Environments in Art Therapy." In R.L. Garner (ed.) *Digital Art Therapy: Material, Methods, and Applications*. London: Jessica Kingsley Publishers.

36 Jones, G., Rahman, R., and Robson, M. (2018) "Group Art Therapy and Telemedicine." In C. Malchiodi (ed.) *The Handbook of Art Therapy and Digital Technology*. London: Jessica Kingsley Publishers.

37 Wolf Bordonaro, G.P. (2014) "Tee-Shirt Art as an Expressive Therapeutic Intervention in Schools." In S. Degges-White and B.R. Colon (eds) *Expressive Arts Interventions for School Counselors*. New York, NY: Springer.

38 Malchiodi, C.A. (2007) *The Art Therapy Sourcebook*. New York, NY: McGraw-Hill. 39 Mims, R. (2016) "Using Visual Journaling to Promote Military Veteran Healing, Health and Wellness." In V. Buchanan (ed.) *Art Therapy: Programs, Uses, and Benefits*. Hauppauge, NY: Nova. 40 Jones, J.G. (1999) "Mental health intervention in the aftermath of a mass casualty disaster." *Traumatology* 5, 3, 7–19.

41 Liebmann, M. (2004) *Art Therapy for Groups: A Handbook of Themes and Exercises* (2nd ed.). Hove, UK: Routledge.

42 Drew, J. (2016) *Cartooning Teen Stories: Using Comics to Explore Key Life Issues with Young People*. London: Jessica Kingsley Publishers.

43 Fernandez, K.M. (2009) "Comic Addict: A Qualitative Study of the Benefits of Addressing Ambivalence through Comic/Cartoon Drawing with Clients in In-Patient Treatment for Chemical Dependency." In S.L. Brooke (ed.) *The Use of Creative Therapies with Chemical Dependency Issues*. Springfield, IL: Charles C Thomas.

44 Buchalter, S.I. (2009) *Art Therapy Techniques and Applications*. London: Jessica Kingsley Publishers.

45 Liebmann, M. (2004) *Art Therapy for Groups: A Handbook of Themes and Exercises* (2nd ed.). Hove, UK: Routledge, p.222.

46 Malchiodi, C.A. (2007) *The Art Therapy Sourcebook*. New York, NY: McGraw-Hill.

47 Buchalter, S.I. (2009) *Art Therapy Techniques and Applications*. London: Jessica Kingsley Publishers.

48 Liebmann, M. (2004) *Art Therapy for Groups: A Handbook of Themes and Exercises* (2nd ed.). Hove, UK: Routledge.

49 Luzzatto, P., Sereno, V., and Capps, R. (2003) "A communication tool for cancer patients with pain: The art therapy technique of the body outline." *Palliative and Supportive Care* 1, 2, 135–142.

50 Hinz, L.D. (2006) *Drawing from Within: Using Art to Treat Eating Disorders*. London: Jessica Kingsley Publishers.

51 Martin, N. (2009) *Art as an Early Intervention Tool for Children with Autism*. London: Jessica Kingsley Publishers.

52 Hays, R.E. and Lyons, S.J. (1981) "The bridge drawing: A projective technique for assessment in art therapy." *The Arts in Psychotherapy* 8, 3–4, 207–217.

53 Ibid.

54 Holt, E. and Kaiser, D.H. (2009) "The First Step Series: Art therapy for early substance abuse treatment." *The Arts in Psychotherapy* 36, 4, 245–250, p.247.

55 Schmanke, L. (2017) *Art Therapy and Substance Abuse: Enabling Recovery from Alcohol and Other Drug Addiction*. London: Jessica Kingsley Publishers, p.103.

56 Ibid., pp.103–108.

57 Malchiodi, C.A. (2007) The Art Therapy Sourcebook. New York, NY: McGraw-Hill; Mehlomakulu, C. (2017, September 3) "Create a safe place" [Blog post]. *Creativity in Therapy*. Retrieved from http://creativityintherapy.com/2017/09/create-safe-place

58 Buchalter, S.I. (2009) *Art Therapy Techniques and Applications*. London: Jessica Kingsley Publishers.

59 Liebmann, M. (2004) *Art Therapy for Groups: A Handbook of Themes and Exercises* (2nd ed.). Hove, UK: Routledge.

60 Hanes, M.J. (1995) "Utilizing road drawings as a therapeutic metaphor in art therapy." *American Journal of Art Therapy* 34, 1, 19.

61 Liebmann, M. (2004) *Art Therapy for Groups: A Handbook of Themes and Exercises* (2nd ed.). Hove, UK: Routledge.

62 Hrenko, K.D. and Willis, R.W. (1996) "The amusement park technique in the treatment of dually diagnosed, psychiatric inpatients." *Art Therapy: Journal of the American Art Therapy Association* 13, 4, 261–264, p.261.

63 Ibid., p.262.

64 Moon, C.H. (2016) "Open Studio Approach to Art Therapy." In D.E. Gussak and M.L. Rosal (eds) *The Wiley Handbook of Art Therapy*. Chichester, UK: John Wiley & Sons.

65 Buchalter, S.I. (2009) *Art Therapy Techniques and Applications*. London: Jessica Kingsley Publishers, p.207.

評估

1 Schmanke, L. (2017) *Art Therapy and Substance Abuse: Enabling Recovery from Alcohol and Other Drug Addiction*. London: Jessica Kingsley Publishers.

2 Koppitz, E.M. (1968) *Psychological Evaluation of Children's Human Figure Drawings*. New York, NY: Grune & Stratton.

3 Brooke, S.L. (2004) *Tools of the Trade: A Therapist's Guide to Art Therapy Assessments* (2nd ed.). Springfield, IL: Charles C Thomas.

4 Kaplan, F.F. (2012) "What Art Can and Cannot Tell Us." In C.A. Malchiodi (ed.) *Handbook of Art Therapy* (2nd ed.). New York, NY: Guilford Press.

5 Betts, D. (2016) "Art Therapy Assessments: An Overview." In D.E. Gussak and M.L. Rosal (eds) *The Wiley Handbook of Art Therapy*. Chichester, UK: John Wiley & Sons, pp.505–506.

6 Ulman, E. (1975) "A New Use of Art in Psychiatric Diagnosis." In E. Ulman and P. Dachinger (eds) *Art Therapy: In Theory and Practice*. New York, NY: Schocken.

7 Brooke, S.L. (2004) *Tools of the Trade: A Therapist's Guide to Art Therapy Assessments* (2nd ed.). Springfield, IL: Charles C Thomas.

8 Ibid., p.58.

9 Ibid.

10 Cox, C.T., Agell, G., and Cohen, B.M. (2000) "Are you assessing what I am assessing? Let's take a look!" *American Journal of Art Therapy* 39, 2, 48–67.

11 Cohen, B.M. and Mills, A. (2016) "The Diagnostic Drawing Series (DDS) at Thirty: Art Therapy Assessment and Research." In D.E. Gussak and M.L. Rosal (eds) *The Wiley Handbook of Art Therapy*. Chichester, UK: John Wiley & Sons.

12 Rubin, J.A. (1973) "A diagnostic art interview." *Art Psychotherapy* 1, 1, 31–43.

13 Asawa, P. and Haber, M. (2016) "Family Art Assessment." In D.E. Gussak and M.L. Rosal (eds) *The Wiley Handbook of Art Therapy*. Chichester, UK: John Wiley & Sons.

14 Ibid.

15 Wadeson, H. (1980) *Art Psychotherapy*. New York, NY: John Wiley & Sons.

16 Burns, R.C. (1990) *A Guide to Family-Centered Circle Drawings*. New York, NY: Brunner/ Mazel.

17 Ibid., p.3.

18 Burns, R.C. and Kaufman, S.H. (1972) *Actions, Styles and Symbols in Kinetic Family Drawings (K-F-D)*. New York, NY: Brunner/Mazel.

19 Brooke, S.L. (2004) *Tools of the Trade: A Therapist's Guide to Art Therapy Assessments* (2nd ed.). Springfield, IL: Charles C Thomas.

20 Burns, R.C. and Kaufman, S.H. (1972) *Actions, Styles and Symbols in Kinetic Family Drawings (K-F-D)*. New York, NY: Brunner/Mazel, p.5.

21 Brooke, S.L. (2004) *Tools of the Trade: A Therapist's Guide to Art Therapy Assessments* (2nd ed.). Springfield, IL: Charles C Thomas; Burns, R.C. and Kaufman, S.H. (1972) *Actions, Styles and Symbols in Kinetic Family Drawings (K-F-D)*. New York, NY: Brunner/Mazel.

22 Francis, D.M., Kaiser, D., and Deaver, S. (2003) "Representations of attachment security in Birds Nest Drawings of clients with substance abuse disorder." *Art Therapy Journal of AATA* 20, 3, 125–137; Kaiser, D. (1996) "Indicators of attachment security in a drawing task." *The Arts in Psychotherapy* 23, 4, 333–340.

23 Kaiser, D. (1996) "Indicators of attachment security in a drawing task." *The Arts in Psychotherapy* 23, 4, 333–340.

24 Brooke, S.L. (2004) *Tools of the Trade: A Therapist's Guide to Art Therapy Assessments* (2nd ed.). Springfield, IL: Charles C Thomas.

25 Knoff, H.M. and Prout, H.T. (1985) "The Kinetic Drawing System: A review and integration of the kinetic family and school drawing techniques." *Psychology in the Schools* 22, 50–59.

26 Kramer, E. and Schehr, J. (2000) "An Art Therapy Evaluation Session for Children." In E. Kramer and L.A. Gerity (eds) *Art as Therapy: Collected Papers*. London: Jessica Kingsley Publishers.

27 Brooke, S.L. (2004) *Tools of the Trade: A Therapist's Guide to Art Therapy Assessments* (2nd ed.). Springfield, IL: Charles C Thomas.

28 Buck, J. N. (1987) *The House-Tree-Person Technique: Revised Manual*. Los Angeles, CA: Western Psychological Services, p.18.

29 Brooke, S.L. (2004) *Tools of the Trade: A Therapist's Guide to Art Therapy Assessments* (2nd ed.). Springfield, IL: Charles C Thomas.

30 Horovitz, E.G. and Eksten, S.L. (2009) *The Art Therapists' Primer: A Clinical Guide to Writing Assessments, Diagnosis, and Treatment*. Springfield, IL: Charles C Thomas.

31 Koppitz, E.M. (1968) *Psychological Evaluation of Children's Human Figure Drawings*. New York, NY: Grune & Stratton.

32 Brooke, S.L. (2004) *Tools of the Trade: A Therapist's Guide to Art Therapy Assessments* (2nd ed.). Springfield, IL: Charles C Thomas.

33 Koppitz, E.M. (1968) *Psychological Evaluation of Children's Human Figure Drawings*. New York, NY: Grune & Stratton, p.6.

34 Brooke, S.L. (2004) *Tools of the Trade: A Therapist's Guide to Art Therapy Assessments* (2nd ed.). Springfield, IL: Charles C Thomas.

35 Gantt, L. and Tabone, C. (1998) *The Formal Elements Art Therapy Scale: The Rating Manual*. Morgantown, WV: Gargoyle Press.

36 Ibid.

37 Ibid.

38 Betts, D.J. (2003) "Developing a projective drawing test: Experiences with the Face Stimulus Assessment (FSA)." *Art Therapy: Journal of the American Art Therapy Association* 20, 2, 77–82.

39 Horovitz, E.G. and Eksten, S.L. (2009) *The Art Therapists' Primer: A Clinical Guide to Writing Assessments, Diagnosis, and Treatment*. Springfield, IL: Charles C Thomas.

40 Betts, D.J. (2003) "Developing a projective drawing test: Experiences with the Face Stimulus Assessment (FSA)." *Art Therapy: Journal of the American Art Therapy Association* 20, 2, 77–82, p.81.

41 Mattson, D.C. and Betts, D. (2016) "The Face Stimulus Assessment (FSA)." In D.E. Gussak and M.L. Rosal (eds) *The Wiley Handbook of Art Therapy*. Chichester, UK: John Wiley & Sons.

42 Betts, D.J. (2013) *The Face Stimulus Assessment (FSA) Rating Manual* (2nd ed.). Washington, DC: Department of Art Therapy, George Washington University.

43 Horovitz, E.G. and Eksten, S.L. (2009) *The Art Therapists' Primer: A Clinical Guide to Writing Assessments, Diagnosis, and Treatment.* Springfield, IL: Charles C Thomas; Brooke, S.L. (2004) *Tools of the Trade: A Therapist's Guide to Art Therapy Assessments* (2nd ed.). Springfield, IL: Charles C. Thomas; Earwood, C. and Fedorko, M. (2016) "Silver Drawing Test/The Draw-A-Story (SDT/DAS): Assessment Procedures." In D.E. Gussak and M.L. Rosal (eds) *The Wiley Handbook of Art Therapy.* Chichester, UK: John Wiley & Sons.

44 Brooke, S.L. (2004) *Tools of the Trade: A Therapist's Guide to Art Therapy Assessments* (2nd ed.). Springfield, IL: Charles C Thomas.

45 Brooke, S.L. (2004) *Tools of the Trade: A Therapist's Guide to Art Therapy Assessments* (2nd ed.). Springfield, IL: Charles C Thomas; Earwood, C. and Fedorko, M. (2016) "Silver Drawing Test/The Draw-A-Story (SDT/DAS): Assessment Procedures." In D.E. Gussak and M.L. Rosal (eds) *The Wiley Handbook of Art Therapy.* Chichester, UK: John Wiley & Sons.

46 Brooke, S.L. (2004) *Tools of the Trade: A Therapist's Guide to Art Therapy Assessments* (2nd ed.). Springfield, IL: Charles C Thomas.

47 Horovitz, E.G. and Eksten, S.L. (2009) *The Art Therapists' Primer: A Clinical Guide to Writing Assessments, Diagnosis, and Treatment.* Springfield, IL: Charles C Thomas. NOTE: The following source is cited as the original in Horovitz and Eksten's book: Horovitz-Darby, E.G. (1988) Art therapy assessment of a minimally language skilled deaf child. *Proceedings from the 1988 University of California's Center on Deafness Conference: Mental Health Assessment of Deaf Clients: Special Conditions.* Little Rock, Arkansas: ADARA.

48 Horovitz, E.G. and Eksten, S.L. (2009) *The Art Therapists' Primer: A Clinical Guide to Writing Assessments, Diagnosis, and Treatment.* Springfield, IL: Charles C Thomas.

49 Levick, M.F. and Siegel, C.A. (2016) "The Levick Emotional and Cognitive Art Therapy Assessment (LECATA)." In D.E. Gussak and M.L. Rosal (eds) *The Wiley Handbook of Art Therapy.* Chichester, UK: John Wiley & Sons.

50 Horovitz, E.G. and Eksten, S.L. (2009) *The Art Therapists' Primer: A Clinical Guide to Writing Assessments, Diagnosis, and Treatment.* Springfield, IL: Charles C Thomas,

51 Pearson Assessments (2020) Bender Visual-Motor Gestalt Test | Second Edition. Retrieved from www.pearsonassessments.com/store/usassessments/en/Store/Professional-Assessments/Cognition-%26-Neuro/Bender-Visual-Motor-Gestalt-Test-%7CSecond-Edition/p/100000190.html?tab=product-details

52 Brannigan, G.G. and Decker, S.L. (2006) "The Bender-Gestalt II." *American Journal of Orthopsychiatry* 76, 1, 10–12.

53 Brannigan, G.G. and Decker, S.L. (2003) *Bender Gestalt II* (2nd ed.). Itasca, IL: Riverside.

54 Brooke, S.L. (2004) *Tools of the Trade: A Therapist's Guide to Art Therapy Assessments* (2nd ed.). Springfield, IL: Charles C Thomas.

55 Landgarten, H.B. (1993) *Magazine Photo Collage.* New York, NY: Brunner/Mazel. As cited in Woolhiser Stallings, J. (2016) "Collage as an Expressive Medium in Art Therapy." In D.E. Gussak and M.L. Rosal (eds) *The Wiley Handbook of Art Therapy.* Chichester, UK: John Wiley & Sons, pp.9–11.

56 Ibid., p.9.

57 Brooke, S.L. (2004) *Tools of the Trade: A Therapist's Guide to Art Therapy Assessments* (2nd ed.). Springfield, IL: Charles C Thomas.

58 Woolhiser Stallings, J. (2016) "Collage as an Expressive Medium in Art Therapy." In D.E. Gussak and M.L. Rosal (eds) *The Wiley Handbook of Art Therapy.* Chichester, UK: John Wiley & Sons.

59 Hammer, E.F. (1958) *The Clinical Application of Projective Drawings.* Springfield, IL: Charles C. Thomas. Cited in Willis, L.R., Joy, S.P. and Kaiser, D.H. (2010) "Draw-a-Person-in-the-Rain as an assessment of stress and coping resources." *The Arts in Psychotherapy* 37, 3, 233–239.

60 Verinis, J.S., Lichtenberg, E.F., and Henrich, L. (1974) "The Draw-A-Person in the rain technique: Its relationship to diagnostic category and other personality indicators." *Journal of Clinical Psychology* 30, 407–414.

61 Willis, L.R., Joy, S.P., and Kaiser, D.H. (2010) "Draw-a-Person-in-the-Rain as an assessment of stress and coping resources." *The Arts in Psychotherapy* 37, 3, 233–239, p.235.

62 Verinis, J.S., Lichtenberg, E.F., and Henrich, L. (1974) "The Draw-A-Person in the rain technique: Its relationship to diagnostic category and other personality indicators." *Journal of Clinical Psychology* 30, 407–414.

63 Horovitz, E.G. (2017) *Spiritual Art Therapy* (3rd ed.). Springfield, IL: Charles C Thomas; Horovitz, E.G.

and Eksten, S.L. (2009) *The Art Therapists' Primer: A Clinical Guide to Writing Assessments, Diagnosis, and Treatment*. Springfield, IL: Charles C Thomas.

64 Horovitz, E.G. (2017) *Spiritual Art Therapy* (3rd ed.). Springfield, IL: Charles C Thomas, pp.31–32.

65 Horovitz, E.G. and Eksten, S.L. (2009) *The Art Therapists' Primer: A Clinical Guide to Writing Assessments, Diagnosis, and Treatment*. Springfield, IL: Charles C Thomas.

66 ibid., p.14.

67 Kim, S. (2016) "Assessments and Computer Technology." In D.E. Gussak and M.L. Rosal (eds) *The Wiley Handbook of Art Therapy*. Chichester, UK: John Wiley & Sons.

68 Ibid., p.591.

69 Malchiodi, C.A. (2012) "A Brief Overview of Art-Based Assessments." In C.A. Malchiodi (ed.) *Handbook of Art Therapy* (2nd ed.). New York, NY: Guilford Press.

70 Cohen, B.M. and Mills, A. (2016) "The Diagnostic Drawing Series (DDS) at Thirty: Art Therapy Assessment and Research." In D.E. Gussak and M.L. Rosal (eds) *The Wiley Handbook of Art Therapy*. Chichester, UK: John Wiley & Sons.

總結

1 Rubin, J.A. (2010) *Introduction to Art Therapy: Sources and Resources* (2nd ed.). New York, NY: Routledge.

2 Junge, M.B. and Newall, K. (2015) *Becoming an Art Therapist: Enabling Growth, Change, and Action for Emerging Students in the Field*. Springfield, IL: Charles C Thomas, pp.118–153.

3 Talwar, S. (2016) "Creating Alternative Public Spaces: Community-Based Practice, Critical Consciousness, and Social Justice." In D.E. Gussak and M.L. Rosal (eds) *The Wiley Handbook of Art Therapy*. Chichester, UK: John Wiley & Sons.

4 Boston, C. (2016) "Art Therapy and Multiculturalism." In D.E. Gussak and M.L. Rosal (eds) *The Wiley Handbook of Art Therapy*. Chichester, UK: John Wiley & Sons; Corey, G. (2017) *Theory and Practice of Counseling and Psychotherapy* (10th ed.). Boston, MA: Cengage Learning.

5 Corey, G. (2017) *Theory and Practice of Counseling and Psychotherapy* (10th ed.). Boston, MA: Cengage Learning.

6 Talwar, S. (2016) "Creating Alternative Public Spaces: Community-Based Practice, Critical Consciousness, and Social Justice." In D.E. Gussak and M.L. Rosal (eds) *The Wiley Handbook of Art Therapy*. Chichester, UK: John Wiley & Sons.

7 Corey, G. (2017) *Theory and Practice of Counseling and Psychotherapy* (10th ed.). Boston, MA: Cengage Learning.

8 Talwar, S. (2016) "Creating Alternative Public Spaces: Community-Based Practice, Critical Consciousness, and Social Justice." In D.E. Gussak and M.L. Rosal (eds) *The Wiley Handbook of Art Therapy*. Chichester, UK: John Wiley & Sons, p.843.

9 Kaplan, F.F. (2016) "Social Action Art Therapy." In D.E. Gussak and M.L. Rosal (eds) *The Wiley Handbook of Art Therapy*. Chichester, UK: John Wiley & Sons, p.790.

10 Emporia State University (2004) "ESU art therapy program turns 30." *Teachers College Newsletter* 12, 4, p.2.

11 Junge, M.B. (2014) *Identity and Art Therapy: Personal and Professional Perspectives*. Springfield, IL: Charles C. Thomas, p.176.

12 Ibid., p.68.

13 Ibid., p.112.

14 Ibid., pp.99–100

15 Ibid., p.178.

16 British Association of Art Therapists (2020) "Qualifying training courses for art therapists in the UK." Retrieved from www.baat.org/Assets/Docs/2020%20HCPC%20Validated%20Art% 20Therapy%20MA%20Training.pdf

17 Commission on Accreditation of Allied Health Education Programs (2017) "Find a program." Retrieved from www.caahep.org/Accreditation/Find-a-Program.aspx

18 American Art Therapy Association (2017) "Selecting a master's program." Retrieved from https://arttherapy.org/art-therapy-selecting-education-program

參考書目

Aach-Feldman, S. and Kunkle-Miller, C. (2016) "Developmental Art Therapy." In J.A. Rubin (ed.) *Approaches to Art Therapy: Theory and Technique* (3rd ed.). New York, NY: Routledge.

Akthar, Z. and Lovell, A. (2019) "Art therapy with refugee children: A qualitative study explored through the lens of art therapists and their experiences." *International Journal of Art Therapy* 24, 3, 139–148.

Allen, P. (2016) "Art Making as Spiritual Path: The Open Studio Process as a Way to Practice Art Therapy." In J.A. Rubin (ed.) *Approaches to Art Therapy: Theory and Technique* (3rd ed.). New York, NY: Routledge.

Alter-Muri, S.B. (2017) "Art education and art therapy strategies for autism spectrum disorder students." *Art Education* 70, 5, 20–25.

Amendt-Lyon, N. (2001) "Art and creativity in Gestalt therapy." *Gestalt Review* 5, 4, 225–248.

American Art Therapy Association (2017) "About art therapy." Retrieved from https://arttherapy.org/about-art-therapy

American Art Therapy Association (2017) "Becoming an art therapist." Retrieved from https://arttherapy.org/becoming-art-therapist

American Art Therapy Association (2017) "Credentials and licensure." Retrieved from https://arttherapy.org/credentials-and-licensure

American Art Therapy Association (2017) "Definition of profession." Retrieved from www.arttherapy.org/upload/2017_DefinitionofProfession.pdf

American Art Therapy Association (2017) "Educational standards." Retrieved from https://arttherapy.org/educational-standards

American Art Therapy Association (2017) "Multicultural sub-committee." Retrieved from https://arttherapy.org/multicultural-sub-committee.

American Art Therapy Association (2017) "Selecting a master's program." Retrieved from https://arttherapy.org/art-therapy-selecting-education-program

American Art Therapy Association (2017) "State advocacy." Retrieved from https://arttherapy.org/state-advocacy

Anand, S.A. (2016) "Dimensions of Art Therapy in Medical Illness." In D.E. Gussak and M.L. Rosal (eds) *The Wiley Handbook of Art Therapy*. Chichester, UK: John Wiley & Sons.

Art Therapy Credentials Board, Inc. (2019) "About the credentials." Retrieved from www.atcb.org/New _ Applicants/AboutTheCredentials

Asawa, P. and Haber, M. (2016) "Family Art Assessment." In D.E. Gussak and M.L. Rosal (eds) *The Wiley Handbook of Art Therapy*. Chichester, UK: John Wiley & Sons.

Avrahami, D. (2006) "Visual art therapy's unique contribution in the treatment of post-traumatic stress disorders." *Journal of Trauma & Dissociation* 6, 4, 5–38.

Backos, A.K. and Pagon, B.E. (1999) "Finding a voice: Art therapy with female adolescent sexual abuse survivors." *Art Therapy* 16, 3, 126–132.

Beck, A.T. (1963) "Thinking and depression: I. Idiosyncratic content and cognitive distortions." *Archives of General Psychiatry* 9, 4, 324–333.

Beck, A.T., Rush, A.J., Shaw, B.F., and Emery, G. (1979) *Cognitive Therapy of Depression*. New York, NY: Guilford Press.

Bettergarcia, J.N. and Israel, T. (2018) "Therapist reactions to transgender identity exploration: Effects on the therapeutic relationship in an analogue study." *Psychology of Sexual Orientation and Gender Diversity* 5, 4, 423–431.

Betts, D. (2016) "Art Therapy Assessments: An Overview." In D.E. Gussak and M.L. Rosal (eds) *The Wiley Handbook of Art Therapy*. Chichester, UK: John Wiley & Sons, pp.505–506.

Betts, D.J. (2003) "Developing a projective drawing test: Experiences with the Face Stimulus Assessment (FSA)." *Art Therapy: Journal of the American Art Therapy Association* 20, 2, 77–82.

Betts, D.J. (2013) *The Face Stimulus Assessment (FSA) Rating Manual* (2nd ed.). Washington, DC: Department of Art Therapy, George Washington University.

Bird, J. (2018) "Art therapy, arts-based research and transitional stories of domestic violence and abuse." *International Journal of Art Therapy: Inscape* 23, 1, 14–24.

Blomdahl, C., Wijk, H., Guregård, S. and Rusner, M. (2018) "Meeting oneself in inner dialogue: A manual-based phenomenological art therapy as experienced by patients diagnosed with moderate to severe depression." *The Arts in Psychotherapy* 59, 17–24.

Boston, C. (2016) "Art Therapy and Multiculturalism." In D.E. Gussak and M.L. Rosal (eds) *The Wiley Handbook of Art Therapy*. Chichester, UK: John Wiley & Sons.

Brannigan, G.G. and Decker, S.L. (2003) *Bender Gestalt II* (2nd ed.). Itasca, IL: Riverside.

Brannigan, G.G. and Decker, S.L. (2006) "The Bender-Gestalt II." *American Journal of Orthopsychiatry* 76, 1, 10–12.

British Association of Art Therapists (2016) "Art therapy information." Retrieved from www.baat.org/Assets/Docs/2018%20ART%20THERAPY%20TRAINING%20new%20details.pdf

British Association of Art Therapists (2020) "Qualifying training courses for art therapists in the UK." Retrieved from www.baat.org/Assets/Docs/2020%20HCPC%20Validated%20Art%20 Therapy%20MA%20Training.pdf

British Association of Art Therapists (n.d.) "Career information." Retrieved from www.baat.org/Careers-Training/Career-Information

British Association of Art Therapists (n.d.) "What is art therapy?" Retrieved from www.baat.org/About-Art-Therapy

Brooke, S.L. (1995) "Art therapy: An approach to working with sexual abuse survivors." *The Arts in Psychotherapy* 22, 5, 447–466.

Brooke, S.L. (2004) *Tools of the Trade: A Therapist's Guide to Art Therapy Assessments* (2nd ed.). Springfield, IL: Charles C Thomas.

Brown, C. and Garner, R. (2017) "Serious Gaming, Virtual, and Immersive Environments in Art Therapy." In R.L. Garner (ed.) *Digital Art Therapy: Material, Methods, and Applications*. London: Jessica Kingsley Publishers.

Buchalter, S.I. (2004) *A Practical Art Therapy*. London: Jessica Kingsley Publishers.

Buchalter, S.I. (2009) *Art Therapy Techniques and Applications*. London: Jessica Kingsley Publishers.

Buck, J. N. (1987) *The House-Tree-Person Technique: Revised Manual*. Los Angeles, CA: Western Psychological Services, p.18.

Burns, R.C. (1990) *A Guide to Family-Centered Circle Drawings*. New York, NY: Brunner/ Mazel.

Burns, R.C. and Kaufman, S.H. (1972) *Actions, Styles and Symbols in Kinetic Family Drawings (K-F-D)*. New York, NY: Brunner/Mazel.

Burns, S. and Waite, M. (2019) "Building resilience: A pilot study of an art therapy and mindfulness group in a community learning disability team." *International Journal of Art Therapy: Inscape* 24, 2, 88–96.

Chilcote, R.L. (2007) "Art therapy with child tsunami survivors in Sri Lanka." *Art Therapy* 24, 4, 156–162.

Ciornai, S. (2016) "Gestalt Art Therapy: A Path to Consciousness Expansion." In D.E. Gussak and M.L. Rosal (eds) *The Wiley Handbook of Art Therapy*. Chichester, UK: John Wiley & Sons.

Cobbett, S. (2016) "Reaching the hard to reach: Quantitative and qualitative evaluation of school-based arts therapies with young people with social, emotional and behavioural difficulties." *Emotional and Behavioural Difficulties* 21, 4, 403–415.

Cohen, B.M. and Mills, A. (2016) "The Diagnostic Drawing Series (DDS) at Thirty: Art Therapy Assessment and Research." In D.E. Gussak and M.L. Rosal (eds) *The Wiley Handbook of Art Therapy*. Chichester, UK: John Wiley & Sons.

Commission on Accreditation of Allied Health Education Programs (2017) "Find a program." Retrieved from www.caahep.org/Accreditation/Find-a-Program.aspx

Corey, G. (2017) *Theory and Practice of Counseling and Psychotherapy* (10th ed.). Boston, MA: Cengage Learning.

Councill, T. (2012) "Medical Art Therapy with Children." In C.A. Malchiodi (ed.) *Handbook of Art Therapy* (2nd ed.). New York, NY: Guilford Press.

Councill, T. (2016) "Art Therapy with Children." In D.E. Gussak and M.L. Rosal (eds) *The Wiley Handbook of Art Therapy*. Chichester, UK: John Wiley & Sons.

Cox, C.T., Agell, G., and Cohen, B.M (2000) "Are you assessing what I am assessing? Let's take a look!" *American Journal of Art Therapy* 39, 2, 48–67.

Cross, M. (2011) *Children with Social, Emotional and Behavioural Difficulties and Communication Problems:*

There Is Always a Reason. London: Jessica Kingsley Publishers.

Czamanski-Cohen, J. (2010) "'Oh! Now I remember': The use of a studio approach to art therapy with internally displaced people." *The Arts in Psychotherapy* 37, 5, 407–413.

Deegan, P. (1996) "Recovery as a journey of the heart." *Psychiatric Rehabilitation Journal* 19, 3, 91–97.

Drew, J. (2016) *Cartooning Teen Stories: Using Comics to Explore Key Life Issues with Young People.* London: Jessica Kingsley Publishers.

Earwood, C. and Fedorko, M. (2016) "Silver Drawing Test/The Draw-A-Story (SDT/DAS): Assessment Procedures." In D.E. Gussak and M.L. Rosal (eds) *The Wiley Handbook of Art Therapy.* Chichester, UK: John Wiley & Sons.

Eastwood, C. (2012) "Art therapy with women with borderline personality disorder: A feminist perspective." *International Journal of Art Therapy: Inscape* 17, 3, 98–114. NOTE: Case inspired by the story of Jo, pp.105–111.

Emporia State University (2004) "ESU art therapy program turns 30." *Teachers College Newsletter* 12, 4, p.2.

Feen-Calligan, H. (2016) "Art Therapy, Homelessness, and Poverty." In D.E. Gussak and M.L. Rosal (eds) *The Wiley Handbook of Art Therapy.* Chichester, UK: John Wiley & Sons.

Fernandez, K.M. (2009) "Comic Addict: A Qualitative Study of the Benefits of Addressing Ambivalence through Comic/Cartoon Drawing with Clients in In-Patient Treatment for Chemical Dependency." In S.L. Brooke (ed.) *The Use of Creative Therapies with Chemical Dependency Issues.* Springfield, IL: Charles C Thomas.

Fish, B. (2013) "Reflections on the beginning of the ATCB." *ATCB Review* 20, 2, 1, 9. Retrieved from www.atcb.org/resource/pdf/Newsletter/Summer2013.pdf

Francis, D.M., Kaiser, D., and Deaver, S. (2003) "Representations of attachment security in Birds Nest Drawings of clients with substance abuse disorder." *Art Therapy Journal of AATA* 20, 3, 125–137.

Franklin, M. (2016) "Contemplative Wisdom Traditions in Art Therapy: Incorporating Hindu-Yoga-Tantra and Buddhist Perspectives in Clinical and Studio Practice." In J.A. Rubin (ed.) *Approaches to Art Therapy: Theory and Technique* (3rd ed.). New York, NY: Routledge.

Freud, S. (1989) "The ego and the id (1923)." *TACD Journal* 17, 1, 5–22.

Furneaux-Blick, S. (2019) "Painting together: How joint activity reinforces the therapeutic relationship with a young person with learning disabilities." *International Journal of Art Therapy* 24, 4, 169–180. NOTE: Case inspired by the story of Anna.

Gabriels, R.L. and Gaffey, L.J. (2012) "Art Therapy with Children on the Autism Spectrum." In C. Malchiodi (ed.) *Handbook of Art Therapy* (2nd ed.). New York, NY: Guilford Press.

Gantt, L. and Greenstone, L. (2016) "Narrative Art Therapy in Trauma Treatment." In J.A. Rubin (ed.) *Approaches to Art Therapy: Theory and Technique* (3rd ed.). New York, NY: Routledge.

Gantt, L. and Tabone, C. (1998) *The Formal Elements Art Therapy Scale: The Rating Manual.* Morgantown, WV: Gargoyle Press.

Garyfalakis, R. (2017) "What's the difference between art therapy and an art class?" Retrieved from www.artastherapy.ca/art-as-therapy-blog/2017/3/14/whats-the-difference-between-art-therapy-and-an-art-class

Gonzalez-Dolginko, B. (2002) "In the shadows of terror: A community neighboring the World Trade Center disaster uses art therapy to process trauma." *Art Therapy* 19, 3, 120–122.

Griffith, F.J., Seymour, L., and Goldberg, M. (2019) "Reframing art therapy to meet psychosocial and financial needs in homelessness." *The Arts in Psychotherapy* 46, 33–40.

Guseva, E. (2019) "Art therapy in dementia care: Toward neurologically informed, evidence-based practice." *Art Therapy: Journal of the American Art Therapy Association* 36, 1, 46–49.

Hackett, S.S., Ashby, L., Parker, K., Goody, S., and Power, N. (2017) "UK art therapy practice-based guidelines for children and adults with learning disabilities." *International Journal of Art Therapy: Inscape* 22, 2, 84–94.

Haeyen, S., van Hooren, S., and Hutschemaekers, G. (2015) "Perceived effects of art therapy in the treatment of personality disorders, cluster B/C: A qualitative study." *The Arts in Psychotherapy* 45, 1–10.

Haeyen, S., van Hooren, S., Dehue, F., and Hutschemaekers, G. (2018) "Development of an art-therapy intervention for patients with personality disorders: An intervention mapping study." *International Journal of Art Therapy: Inscape* 23, 3, 125–135.

Hallas, P. and Cleaves, L. (2017) "'It's not all fun': Introducing digital technology to meet the emotional and mental health needs of adults with learning disabilities." *International Journal of Art Therapy: Inscape,* 22, 2,

73–83.

Hammer, E.F. (1958) *The Clinical Application of Projective Drawings*. Springfield, IL: Charles C. Thomas. Cited in Willis, L.R., Joy, S.P. and Kaiser, D.H. (2010) "Draw-a-Person-in-the-Rain as an assessment of stress and coping resources." *The Arts in Psychotherapy* 37, 3, 233–239.

Hanes, M.J. (1995) "Utilizing road drawings as a therapeutic metaphor in art therapy." *American Journal of Art Therapy* 34, 1, 19.

Hanes, M.J. (1997) "In focus. Producing messy mixtures in art therapy: A case study of a sexually abused child." *American Journal of Art Therapy* 35, 3, 70–73. NOTE: Case inspired by the story of Felicia.

Hays, R.E. and Lyons, S.J. (1981) "The bridge drawing: A projective technique for assessment in art therapy." *The Arts in Psychotherapy* 8, 3–4, 207–217.

Health & Care Professions Council (2019) "UK application forms." Retrieved from www.hpc-uk.org/registration/getting-on-the-register/uk-applications/uk-application-forms

Hinz, L.D. (2006) *Drawing from Within: Using Art to Treat Eating Disorders*. London: Jessica Kingsley Publishers.

Hinz, L.D. (2009) *Expressive Therapies Continuum: A Framework for Using Art in Therapy*. New York, NY: Routledge.

Holt, E. and Kaiser, D.H. (2009) "The First Step Series: Art therapy for early substance abuse treatment." *The Arts in Psychotherapy* 36, 4, 245–250, p.247.

Horovitz, E.G. (2017) *Spiritual Art Therapy* (3rd ed.). Springfield, IL: Charles C. Thomas.

Horovitz, E.G. and Eksten, S.L. (2009) *The Art Therapists' Primer: A Clinical Guide to Writing Assessments, Diagnosis, and Treatment*. Springfield, IL: Charles C. Thomas.

Hoshino, J. (2016) "Getting the Picture: Family Art Therapy." In D.E. Gussak and M.L. Rosal (eds) *The Wiley Handbook of Art Therapy*. Chichester, UK: John Wiley & Sons.

Hrenko, K.D. and Willis, R.W. (1996) "The amusement park technique in the treatment of dually diagnosed, psychiatric inpatients." *Art Therapy: Journal of the American Art Therapy Association* 13, 4, 261–264, p.261.

Hunter, M. (2016) "Art Therapy and Eating Disorders." In D.E. Gussak and M.L. Rosal (eds) *The Wiley Handbook of Art Therapy*. Chichester, UK: John Wiley & Sons.

Johnson, J.L. (2018) "Therapeutic Filmmaking." In C. Malchiodi (ed.) *The Handbook of Art Therapy and Digital Technology*. London: Jessica Kingsley Publishers.

Jones, G., Rahman, R., and Robson, M. (2018) "Group Art Therapy and Telemedicine." In C. Malchiodi (ed.) *The Handbook of Art Therapy and Digital Technology*. London: Jessica Kingsley Publishers.

Jones, J.G. (1999) "Mental health intervention in the aftermath of a mass casualty disaster." *Traumatology* 5, 3, 7–19.

Jung, C.G. (2014) *The Archetypes and the Collective Unconscious*. New York, NY: Routledge.

Junge, M.B. (2010) *The Modern History of Art Therapy in the United States*. Springfield, IL: Charles C Thomas.

Junge, M.B. (2014) *Identity and Art Therapy: Personal and Professional Perspectives*. Springfield, IL: Charles C Thomas.

Junge, M.B. and Newall, K. (2015) *Becoming an Art Therapist: Enabling Growth, Change, and Action for Emerging Students in the Field*. Springfield, IL: Charles C Thomas.

Kagin, S.L. and Lusebrink, V.B. (1978) "The expressive therapies continuum." *Art Psychotherapy* 5, 171–180.

Kaiser, D. (1996) "Indicators of attachment security in a drawing task." *The Arts in Psychotherapy* 23, 4, 333–340.

Kaplan, F.F. (2012) "What Art Can and Cannot Tell Us." In C. Malchiodi (ed.) *Handbook of Art Therapy* (2nd ed.). New York, NY: Guilford Press.

Kaplan, F.F. (2016) "Social Action Art Therapy." In D.E. Gussak and M.L. Rosal (eds) *The Wiley Handbook of Art Therapy*. Chichester, UK: John Wiley & Sons, p.790.

Kavitski, J. (2018) "The Animation Project." In C. Malchiodi (ed.) *The Handbook of art Therapy and Digital Technology*. London: Jessica Kingsley Publishers.

Kim, S. (2010) "A story of a healing relationship: The person-centered approach in expressive arts therapy." *Journal of Creativity in Mental Health* 5, 1, 93–98. 10.1080/15401381003627350. NOTE: Inspired by the story of Mrs. H.

Kim, S. (2016) "Assessments and Computer Technology." In D.E. Gussak and M.L. Rosal (eds) *The Wiley Handbook of Art Therapy*. Chichester, UK: John Wiley & Sons.

Knoff, H.M. and Prout, H.T. (1985) "The Kinetic Drawing System: A review and integration of the kinetic family and school drawing techniques." *Psychology in the Schools* 22, 50–59.

Kohut, M. (2011) "Making art from memories: Honoring deceased loved ones through a scrapbooking bereavement group." *Art Therapy: Journal of the American Art Therapy Association* 28, 3, 123–131.

Koppitz, E.M. (1968) *Psychological Evaluation of Children's Human Figure Drawings.* New York, NY: Grune & Stratton.

Kopytin, A. and Lebedev, A. (2013) "Humor, self-attitude, emotions, and cognitions in group art therapy with war veterans." *Art Therapy: Journal of the American Art Therapy Association* 30, 1, 20–29.

Kramer, E. and Gerity, L.A. (2000) *Art as Therapy: Collected Papers.* London: Jessica Kingsley Publishers.

Kramer, E. and Schehr, J. (2000) "An Art Therapy Evaluation Session for Children." In E. Kramer and L.A. Gerity (eds) *Art as Therapy: Collected Papers.* London: Jessica Kingsley Publishers.

Landgarten, H.B. (1987) *Family Art Psychotherapy: A Clinical Guide and Casebook.* New York, NY: Brunner/Mazel.

Landgarten, H.B. (1993) *Magazine Photo Collage.* New York, NY: Brunner/Mazel.

Levick, M.F. and Siegel, C.A. (2016) "The Levick Emotional and Cognitive Art Therapy Assessment (LECATA)." In D.E. Gussak and M.L. Rosal (eds) *The Wiley Handbook of Art Therapy.* Chichester, UK: John Wiley & Sons.

Liebmann, M. (2004) *Art Therapy for Groups: A Handbook of Themes and Exercises* (2nd ed.). Hove, UK: Routledge.

Linesch, D. (2016) "Art Therapy with Adolescents." In D.E. Gussak and M.L. Rosal (eds) *The Wiley Handbook of Art Therapy.* Chichester, UK: John Wiley & Sons.

Lobban, J. and Murphy, D. (2018) "Using art therapy to overcome avoidance in veterans with chronic post-traumatic stress disorder." *International Journal of Art Therapy* 23, 3, 99–114.

Lowenfeld, V. and Brittain, W.L. (1987) *Creative and Mental Growth* (8th ed.). Upper Saddle River, NJ: Prentice-Hall.

Lusebrink, V.B. (1990) "Levels of Expression and Systems Approach to Therapy." In V.B. Lusebrink (ed.) *Imagery and Visual Expression in Therapy.* Boston, MA: Springer.

Lusebrink, V.B. (1990) *Imagery and Visual Expression in Therapy.* New York, NY: Plenum Press.

Lusebrink, V.B. (2004) "Art therapy and the brain: An attempt to understand the underlying process of art expression in therapy." *Art Therapy: Journal of the American Art Therapy Association* 21, 125–135.

Luzzatto, P., Sereno, V., and Capps, R. (2003) "A communication tool for cancer patients with pain: The art therapy technique of the body outline." *Palliative and Supportive Care* 1, 2, 135–142.

Malchiodi, C.A. (2007) *The Art Therapy Sourcebook.* New York, NY: McGraw-Hill.

Malchiodi, C.A. (2012) "A Brief Overview of Art-Based Assessments." In C.A. Malchiodi (ed.) *Handbook of Art Therapy* (2nd ed.). New York, NY: Guilford Press.

Malchiodi, C.A. (2012) "Art therapy with Combat Veterans and Military Personnel." In C.A. Malchiodi (ed.) *Handbook of Art Therapy* (2nd ed.). New York, NY: Guilford Press.

Malchiodi, C.A. (2012) "Developmental Art Therapy." In C.A. Malchiodi (ed.) *Handbook of Art Therapy* (2nd ed.). New York, NY: Guilford Press.

Malchiodi, C.A. (2012) "Humanistic Approaches." In C.A. Malchiodi (ed.) *Handbook of Art Therapy* (2nd ed.). New York, NY: Guilford Press.

Malchiodi, C.A. (2012) "Psychoanalytic, Analytic, and Object Relations Approaches." In C.A. Malchiodi (ed.) *Handbook of Art Therapy* (2nd ed.). New York, NY: Guilford Press.

Malchiodi, C.A. (2012) "Using Art Therapy with Medical Support Groups." In C.A. Malchiodi (ed.) *Handbook of Art Therapy* (2nd ed.). New York, NY: Guilford Press.

Malchiodi, C.A. and Miller, G. (2012) "Art Therapy and Domestic Violence." In C.A. Malchiodi (ed.) *Handbook of Art Therapy* (2nd ed.). New York, NY: Guilford Press.

Malchiodi, C.A. and Rozum, A.L. (2012) "Cognitive-Behavioral and Mind-Body Approaches." In C.A. Malchiodi (ed.) *Handbook of Art Therapy* (2nd ed.). New York, NY: Guilford Press.

Mandali, M. (1991) *Everyone's Mandala Coloring Book.* Guilford, CT: Globe Pequot.

Martin, N. (2009) "Art therapy and autism: Overview and recommendations." *Art Therapy: Journal of the American Art Therapy Association* 26, 4, 187–190.

Martin, N. (2009) *Art as an Early Intervention Tool for Children with Autism*. London: Jessica Kingsley Publishers.

Maslow, A.H. (1943) "A theory of human motivation." *Psychological Review* 50, 4, 370–396.

Mattson, D.C. and Betts, D. (2016) "The Face Stimulus Assessment (FSA)." In D.E. Gussak and M.L. Rosal (eds) *The Wiley Handbook of Art Therapy*. Chichester, UK: John Wiley & Sons.

Mehlomakulu, C. (2012, November 5) "Mandalas" [Blog post]. *Creativity in Therapy*. Retrieved from http://creativityintherapy.com/2012/11/mandalas

Mehlomakulu, C. (2017, September 3) "Create a safe place" [Blog post]. *Creativity in Therapy*. Retrieved from http://creativityintherapy.com/2017/09/create-safe-place

Mehlomakulu, C. (2019, February 17) "Protective containers—Using art to strengthen the metaphor" [Blog post]. *Creativity in Therapy*. Retrieved from http://creativityintherapy.com/2019/02/protective-containers-using-art-strengthen-metaphor

Miller, G. (2009) "Bruce Perry's impact: Considerations for art therapy and children from violent homes." Retrieved from www.slideshare.net/gretchenmilleratrbc/PerryAATAPanelGretchen2.

Miller, M. (2012) "Art Therapy with Adolescents." In C.A. Malchiodi (ed.) *Handbook of Art Therapy* (2nd ed.). New York, NY: Guilford Press.

Mims, R. (2016) "Using Visual Journaling to Promote Military Veteran Healing, Health and Wellness." In V. Buchanan (ed.) *Art Therapy: Programs, Uses, and Benefits*. Hauppauge, NY: Nova.

Moon, B. (2016) "Art Therapy: Humanism in Action." In J.A. Rubin (ed.) *Approaches to Art Therapy: Theory and Technique* (3rd ed.). New York, NY: Routledge, p.204.

Moon, B.L. (2004) *Art and Soul: Reflections on an Artistic Psychology*. Springfield, IL: Charles C Thomas.

Moon, B.L. (2009) *Existential Art Therapy: The Canvas Mirror* (3rd ed.). Springfield, IL: Charles C Thomas.

Moon, C.H. (2010) *Materials and Media in Art Therapy: Critical Understandings of Diverse Artistic Vocabularies*. New York, NY: Routledge.

Moon, C.H. (2016) "Open Studio Approach to Art Therapy." In D.E. Gussak and M.L. Rosal (eds) *The Wiley Handbook of Art Therapy*. Chichester, UK: John Wiley & Sons.

Naumburg, M. (1966) *Dynamically Oriented Art Therapy: Its Principles and Practices*. New York, NY: Grune & Stratton.

O'Farrell, K. (2017) "Feedback feeds self-identity: Using art therapy to empower self-identity in adults living with a learning disability." *International Journal of Art Therapy: Inscape* 22, 2, 64–72.

Orr, P. (2010) "Social Remixing: Art Therapy Media in the Digital Age." In C.H. Moon (ed.) *Materials and Media in Art Therapy: Critical Understandings of Diverse Artistic Vocabularies*. New York, NY: Routledge.

Orr, P. (2012) "Technology use in art therapy practce: 2004 and 2011 comparison." *The Arts in Psychotherapy* 39, 4, 234–238.

Palmer, E., Hill, K., Lobban, J., and Murphy, D. (2017) "Veterans' perspectives on the acceptability of art therapy: A mixed-methods study." *International Journal of Art Therapy: Inscape* 22, 3, 132–137.

Patterson, S., Crawford, M., Ainsworth, E., and Waller, D. (2011) "Art therapy for people diagnosed with schizophrenia: Therapists' views about what changes, how and for whom." *International Journal of Art Therapy: Inscape* 16, 2, 70–80.

Pearson Assessments (2020) Bender Visual-Motor Gestalt Test | Second Edition. Retrieved from www.pearsonassessments.com/store/usassessments/en/Store/Professional-Assessments/Cognition-%26-Neuro/Bender-Visual-Motor-Gestalt-Test-%7CSecond-Edition/p/100000190.html?tab=product-details

Pelton-Sweet, L.M. and Sherry, A. (2008) "Coming out through art: A review of art therapy with LGBT clients." *Art Therapy: Journal of the American Art Therapy Association* 25, 4, 170–176.

Peterson, C. (2013) "Mindfulness-Based Art Therapy: Applications for Healing with Cancer." In L. Rappaport (ed.) *Mindfulness and the Arts Therapies: Theory and Practice*. London: Jessica Kingsley Publishers.

Pifalo, T. (2002) "Pulling out the thorns: Art therapy with sexually abused children and adolescents." *Art Therapy* 19, 1, 12–22.

Pifalo, T. (2006) "Art therapy with sexually abused children and adolescents: Extended research study." *Art Therapy* 23, 4, 181–185.

Pifalo, T. (2007) "Jogging the cogs: Trauma-focused art therapy and cognitive behavioral therapy with sexually abused children." *Art Therapy* 24, 4, 170–175.

Pike, A. (2016) "Art Therapy with Older Adults: A Focus on Cognition and Expressivity." In D. Gussak and M.L.

Rosal (eds) *The Wiley Handbook of Art Therapy*. Chichester, UK: John Wiley & Sons.

Polster, E. and Polster, M. (1973) *Gestalt Therapy Integrated: Contours of Theory and Practice*. New York, NY: Brunner/Mazel.

Prescott, M.V., Sekendur, B., Bailey, B., and Hoshino, J. (2008) "Art making as a component and facilitator of resiliency with homeless youth." *Art Therapy* 25, 4, 156–163.

Rappaport, L. (2016) "Focusing-Oriented Art Therapy." In J.A. Rubin (ed.) *Approaches to Art Therapy: Theory and Technique* (3rd ed.). New York, NY: Routledge.

Rappaport, L. and Kalmanowitz, D. (2013) "Mindfulness, Psychotherapy, and the Arts Therapies." In L. Rappaport (ed.) *Mindfulness and the Arts Therapies: Theory and Practice*. London: Jessica Kingsley Publishers.

Rhyne, J. (2016) "Gestalt Art Therapy." In J.A. Rubin (ed.) *Approaches to Art Therapy: Theory and Technique* (3rd ed.). New York, NY: Routledge.

Ricco, D.L. (2016) "A Treatment Model for Marital Art Therapy: Combining Gottman's Sound Relationship House Theory with Art Therapy Techniques." In D.E. Gussak and M.L. Rosal (eds) *The Wiley Handbook of Art Therapy*. Chichester, UK: John Wiley & Sons.

Richardson, J.F. (2016) "Art Therapy on the Autism Spectrum: Engaging the Mind, Brain, and Senses." In D.E. Gussak and M.L. Rosal (eds) *The Wiley Handbook of Art Therapy*. Chichester, UK: John Wiley & Sons.

Riley, S. (1999) *Contemporary Art Therapy with Adolescents*. London: Jessica Kingsley Publishers.

Riley, S. and Malchiodi, C.A. (2012) "Solution-Focused and Narrative Approaches." In C.A. Malchiodi (ed.) *Handbook of Art Therapy* (2nd ed.). New York, NY: Guilford Press.

Robbins, A. (2016) "Object Relations and Art Therapy." In J.A. Rubin (ed.) *Approaches to Art Therapy: Theory and Technique* (3rd ed.). New York, NY: Routledge.

Rogers, C. (1951) *Client-Centered Therapy: Its Current Practice, Implications and Theory*. London: Constable.

Rogers, C.R. (1958) "A process conception of psychotherapy." *American Psychologist* 13, 4, 142–149.

Rogers, C.R. (1969) *Freedom to Learn: A View of What Education Might Become*. Columbus, OH: C.E. Merrill.

Rogers, N. (2016) "Person-Centered Expressive Arts Therapy: A Path to Wholeness." In J.A. Rubin (ed.) *Approaches to Art Therapy: Theory and Technique* (3rd ed.). New York, NY: Routledge.

Rosal, M. (2016) "Cognitive-Behavioral Art Therapy." In J.A. Rubin (ed.) *Approaches to Art Therapy: Theory and Technique* (3rd ed.). New York, NY: Routledge.

Rosal, M.L. (2016) "Cognitive-Behavioral Art Therapy Revisited." In D.E. Gussak and M.L. Rosal (eds) *The Wiley Handbook of Art Therapy*. Chichester, UK: John Wiley & Sons.

Rosal, M.L. (2016) "Rethinking and Reframing Group Art Therapy: An Amalgamation of British and US Models." In D.E. Gussak and M.L. Rosal (eds) *The Wiley Handbook of Art Therapy*. Chichester, UK: John Wiley & Sons.

Rozum, A.L. (2012) "Art Therapy with Children in Grief and Loss Groups." In C.A. Malchiodi (ed.) *Handbook of Art Therapy* (2nd ed.). New York, NY: Guilford Press.

Rubin, J. (2016) "Discovery and Insight in Art Therapy." In J.A. Rubin (ed.) *Approaches to Art Therapy: Theory and Technique* (3rd ed.). New York, NY: Routledge.

Rubin, J.A. (1973) "A diagnostic art interview." *Art Psychotherapy* 1, 1, 31–43.

Rubin, J.A. (2005) *Child Art Therapy* (25th Anniversary ed.). Hoboken, NJ: John Wiley & Sons.

Rubin, J.A. (2010) "People We Serve." In J.A. Rubin, *Introduction to Art Therapy: Sources and Resources* (2nd ed.). New York, NY: Routledge.

Rubin, J.A. (2010) *Introduction to Art Therapy: Sources and Resources* (2nd ed.). New York, NY: Routledge.

Rubin, J.A. (2011) *The Art of Art Therapy: What Every Art Therapist Needs to Know*. New York, NY: Routledge.

Rubin, J.A. (2016) "Conclusion." In J.A. Rubin (ed.) *Approaches To Art Therapy: Theory and Technique* (3rd ed.). New York, NY: Routledge.

Rubin, J.A. (2016) "Discovery and Insight in Art Therapy." In J.A. Rubin (ed.) *Approaches to Art Therapy: Theory and Technique* (3rd ed.). New York, NY: Routledge

Rubin, J.A. (2016) "Psychoanalytic Art Therapy." In D.E. Gussak and M L. Rosal (eds) *The Wiley Handbook of Art Therapy*. Chichester, UK: John Wiley & Sons.

Rubin, J.A. (2016) *Approaches to Art Therapy: Theory and Technique* (3rd ed.). New York, NY: Routledge. Rubin organized her book in this way.

Safran, D.S. (2012) "An Art Therapy Approach to Attention-Deficit/Hyperactivity Disorder." In C.A. Malchiodi (ed.) *Handbook of Art Therapy* (2nd ed.). New York, NY: Guilford Press.

Schmanke, L. (2004) "Piaget's Stages of Cognitive Development" [Class handout]. Department of Counselor Education, Emporia State University, Emporia, KS.

Schmanke, L. (2005) "Erikson's Stages of Psychosocial Development" [Class handout]. Department of Counselor Education, Emporia State University, Emporia, KS.

Schmanke, L. (2012) "Art Therapy Group Models" [Class handout]. Department of Counselor Education, Emporia State University, Emporia, KS.

Schmanke, L. (2017) *Art Therapy and Substance Abuse: Enabling Recovery from Alcohol and Other Drug Addiction*. London: Jessica Kingsley Publishers.

Schmanke, L. (2018) "Developmental Art Therapy" [Class handout]. Department of Counselor Education, Emporia State University, Emporia, KS. Handout based on information from Rosal, M.L. (1996) *Approaches to Art Therapy for Children*. Burlingame, CA: Abbeygate.

Schmanke, L. (2018) "Freud" [Class handout]. Department of Counselor Education, Emporia State University, Emporia, KS.

Schmanke, L. (2018) "Mahler" [Class handout]. Department of Counselor Education, Emporia State University, Emporia, KS

Schmanke, L. (2018) "Wrestling with Golomb—Summary Thoughts from Chapter 3" [Class handout]. Department of Counselor Education, Emporia State University, Emporia, KS.

Schreiner, L. and Wolf Bordonaro, G.P. (2019) "Using nontraditional curricular tools to address death and dying in nurse education." *Journal of Hospice & Palliative Nursing* 21, 3, 229–236.

Schweizer, C., Spreen, M., and Knorth, E.J. (2017) "Exploring what works in art therapy with children with autism: Tacit knowledge of art therapists." *Art Therapy: Journal of the American Art Therapy Association* 34, 4, 183–191.

Sobol, B. and Howie, P. (2016) "Family Art Therapy." In J.A. Rubin (ed.) *Approaches to Art Therapy: Theory and Technique* (3rd ed.). New York, NY: Routledge.

Spaniol, S. (2012) "Art Therapy with Adults with Severe Mental Illness." In C. Malchiodi (ed.) *Handbook of Art Therapy* (2nd ed.). New York, NY: Guilford Press.

Swan-Foster, N. (2016) "Jungian Art Therapy." In J.A. Rubin (ed.) *Approaches to Art Therapy: Theory and Technique* (3rd ed.). New York, NY: Routledge.

Talwar S. (2010) "An intersectional framework for race, class, gender, and sexuality in art therapy." *Art Therapy: Journal of the American Art Therapy Association* 27, 1, 11–17.

Talwar, S. (2016) "Creating Alternative Public Spaces: Community-Based Practice, Critical Consciousness, and Social Justice." In D.E. Gussak and M.L. Rosal (eds) *The Wiley Handbook of Art Therapy*. Chichester, UK: John Wiley & Sons.

Taylor & Francis Online (2020) *Canadian Art Therapy Association Journal*. Retrieved from www.tandfonline.com/toc/ucat20/current

Taylor & Francis Online (2020) *International Journal of Art Therapy*. Retrieved from www.tandfonline.com/loi/rart20

Thong, S.A. (2007) "Redefining the tools of art therapy." *Art Therapy* 24, 2, 52–58.

Tucknott-Cohen, T. and Ehresman, C. (2016) "Art therapy for an individual with late stage dementia: A clinical case description." *Art Therapy: Journal of the American Art Therapy Association* 33, 1, 41–45.

Ulman, E. (1975) "A New Use of Art in Psychiatric Diagnosis." In E. Ulman and P. Dachinger (eds) *Art Therapy: In Theory and Practice*. New York, NY: Schocken.

Verinis, J.S., Lichtenberg, E.F., and Henrich, L. (1974) "The Draw-A-Person in the rain technique: Its relationship to diagnostic category and other personality indicators." *Journal of Clinical Psychology* 30, 407–414.

Vick, R.M. (2012) "A Brief History of Art Therapy." In C.A. Malchiodi (ed.) *Handbook of Art Therapy* (2nd ed.). New York, NY: Guilford Press.

Wadeson, H. (1980) *Art Psychotherapy*. New York, NY: John Wiley & Sons.

Wadeson, H. (2016) "An Eclectic Approach to Art Therapy." In J.A. Rubin (ed.) *Approaches to Art Therapy: Theory and Technique* (3rd ed.). New York, NY: Routledge.

Walker, L.E. (2017) *The Battered Woman Syndrome* (4th ed.). New York, NY: Springer.

Waller, D. (1993) *Group Interactive Art Therapy*. Hove, England: Brunner-Routledge.

Warren, S.S. (2006) "An exploration of the relevance of the concept of 'flow' in art therapy." *International Journal of Art Therapy: Inscape* 11, 2, 102–110.

Williams, K. and Tripp, T. (2016) "Group Art Therapy." In J.A. Rubin (ed.) *Approaches to Art Therapy: Theory and Technique* (3rd ed.). New York, NY: Routledge.

Willis, L.R., Joy, S.P., and Kaiser, D.H. (2010) "Draw-a-Person-in-the-Rain as an assessment of stress and coping resources." *The Arts in Psychotherapy* 37, 3, 233–239, p.235.

Wilson, M. (2012) "Art Therapy in Addictions Treatment." In C.A. Malchiodi (ed.) *Handbook of Art Therapy* (2nd ed.). New York, NY: Guilford Press.

Winnicott, D.W. (1971) *Therapeutic Consultations in Child Psychiatry*. London: Hogarth.

Wise, S. (2009) "Extending a Hand: Open Studio Art Therapy in a Harm Reduction Center." In S. Brooke (ed.) T*he Use of Creative Therapies with Chemical Dependency Issues*. Springfield, IL: Charles C Thomas.

Wise, S. (2016) "On considering the Role of Art Therapy in Treating Depression." In D.E. Gussak & M.L. Rosal (eds) *The Wiley handbook of Art Therapy*. Chichester, UK: John Wiley & Sons.

Wolf Bordonaro, G.P. (2014) "Tee-Shirt Art as an Expressive Therapeutic Intervention in Schools." In S. Degges-White and B.R. Colon (eds) *Expressive Arts Interventions for School Counselors*. New York, NY: Springer.

Wolf Bordonaro, G.P., Blake, A., Corrington, D., Fanders, T., and Morley, L. (2009) "Exploring media processes and project applications: (Re)discovering Shrinky Dinks®." *Arts and Activities* 145, 5, 28–29 and 64.

Woolhiser Stallings, J. (2016) "Collage as an Expressive Medium in Art Therapy." In D.E. Gussak and M.L. Rosal (eds) *The Wiley Handbook of Art Therapy.* Chichester, UK: John Wiley & Sons.

Worden, W. (2002) *Grief Counseling and Grief Therapy* (3rd ed.). New York, NY: Springer.

Yalom, I. D. with Leszcz, M. (2005) *The Theory and Practice of Group Psychotherapy*. Cambridge, MA: Basic Books (original work published Yalom 1970).

Yalom, I.D. (2002) *The Gift of Therapy: An Open Letter to a New Generation of Therapists and Their Patients*. New York, NY: HarperCollins.

Yaretzky, A. and Levinson, M. (1996) "Clay as a therapeutic tool in group processing with the elderly." *American Journal of Art Therapy* 34, 3, 75-82.

Zubala, A., MacIntyre, D.J. and Karkou, V. (2017) "Evaluation of a brief art psychotherapy group for adults suffering from mild to moderate depression: Pilot pre, post and follow-up study." *International Journal of Art Therapy: Inscape* 22, 3, 106–117.

附錄
臺灣的藝術治療專業之發展

　　臺灣的藝術治療專業領域最早在1987年侯禎塘教授寫出第一本相關論文，1989年第一位藝術治療師陸雅青返臺服務與教學之後，這個專業領域迅速發展，至今有越來越多人加入專業服務的行列。專業領域的發展與2004年臺灣藝術治療學會的成立息息相關。

　　學會成立之前，一群學成返臺服務的藝術治療師由陸雅青老師發起，每個月一次在臺北市立大學借個教室聚會，大家輪流報告自己的工作狀況，個案研討、專業困境與支持等等。這個自發性的活動，讓十幾位比較早學成回來的治療師們有機會因專業而聚集在一起，形成這個類似同儕督導團體的聚會，因而成為共同走在專業道路上的好朋友。

　　數年後，社群逐漸形成，大家也慢慢凝聚成立學會的想法。因此由陸雅青於2004年發起成立臺灣藝術治療學會，在尚未成立培訓的研究所之時，參考歐美培訓架構擬定學會章程，成為臺灣藝術治療師認證的基礎。同時，為了增加國際交流與臺灣藝術治療師有機會持續接受良好的繼續教育，學會成立之後，每年皆邀請學術與實務兼優的國際著名學者於年會期間訪臺開設繼續教育課程。

　　致力於藝術治療教育的Marcia L. Rosal於學會成立的第一年訪臺開設工作坊，後續，Joan Phillips, Frances E. Anderson, Laurie J. Wilson, Judith Rubin, Chris Wood, Caroline Case, Ikuko Acosta, Pat Allen, Lani Gerity, Christine Kerr, Seung Yeon Lee, Michael Franklin 等學者陸續訪臺。這些學者們接受訪臺授課邀請時，都帶著協助藝術治療專業拓展的心情，將自己最專長的學術領域與臺灣的專業工作者分享。

　　猶記得學會成立之初，在擔任學會理事的角色之下有機會接待這些學者，體會學者們在交流過程熱情溫暖的助人者特質，過程中培養的私交讓人深感跨越時空帶來的神奇感。至少，留美讀書時，從未想過和這些大咖們成為朋友。因此，時常一起前往美國藝術治療學會年會暨研討會開會的蔡汶芳老師，會場遇到這些著名學者時，便因曾在臺灣的學術交流，碰面時彷彿老友見面般，讓一旁路過的美國藝術治療師們投以羨慕的眼光。

　　學會成立後一年，2005年臺北市立大學藝術治療研究所成立，成為臺灣第一所以藝術治療學位為名的研究所。十幾年來因制度更替，目前成為該校視覺藝術研究所下的一個組，卻依然是臺灣唯一以藝術治療為名的進修機構，每年動輒一兩百人報考，為全國難考的研究所之一。雖然全臺灣僅此唯一的研究所，近年因藝術治療的工作模式有其獨特性，已有許多學校科系，零星開設藝術治療相關課程，讓有興趣的學習者有機會接觸此學門。

　　由於藝術治療為一個跨領域的專業，需要學習基礎心理學，例如發展心理學、人格心理學、變態心理學、諮商理論等科目。再因兩大理論取向之「藝術即治療」強調以藝術做為治療之主體，以及藝術心理分析治療以藝術為輔助工具，此二概念帶動藝術治療師培訓過程，藝術創作以及媒材的理解為必要的進修內容。以上兩者幾乎點明了學習者的背景以心理與藝術背景居多，其實每個跨領域學習皆需要補足自己尚不熟悉的部分，何時開始學習都不嫌晚。

　　除了心理與藝術兩大範疇的學習內容之外，藝術治療專業領域也是學習內容之一。上述理論的部分，國外的訓練相當扎實，課程當中除了閱讀已經具有系統知識的教科書之外，另需要閱讀大量研究期刊，以瞭解最新的實徵研究內容，幫助實務工作的理解。

　　許多臺灣的學習者在一開始接觸藝術治療時是以工作坊的形式學習，那是學習此領域最好玩、最有趣的時段。但一個專業領域必不可能只停留在工作坊的操作而已，深刻的理論根基能鞏固實務工作的基礎，在培訓過程至關重要。然而，許多碩士層級的學習者對於閱讀的理論內容如何應用在實務工作上，感到困惑與困難，唯一解決方法是操作過程必須要有專業督導的協助。督導能帶領專業學習過程的實務操作能力，更能清楚的知道一個助人工作者的清晰意圖，連結理論與實務兩者而邁向真正的專業工作。

　　一定時數的實習並接受督導，為藝術治療師養成的必要過程。臺灣藝術治療學會目前通過專業認證會員等同擁有臺灣藝術治療師證照，未來更期望能朝藝術治療國家專法的里程碑邁進。所有的實務工作者都知道，證照只是最低要求，要能成為既專業又良心的助人工作者，還必須要時時以個案利益為取向，並不斷地接受繼續教育，學習新的知識技能。

　　學術領域上，每年增長快速的藝術治療主題論文，顯示年輕學子對此專業的興趣。工作場域上，也有更多機構接受藝術治療為助人的方法。跨領域專業的拓展上，諮商心理、藝術創作、藝術教育、社會工作、護理、職能治療、社區服務、博物館與學校的藝術教育治療等，各專業的交流增加藝術治療專業領域豐富多元的面貌。

　　最後，推薦讀者能點進臺灣藝術治療學會網站瀏覽相關訊息，裡面可以找到目前臺灣藝術治療學會的專業認證會員及其專業領域，學會舉辦的相關專業課程等訊息。讀者若想要進一步了解臺灣藝術治療的發展，可以進入學會出版品網頁，《遊藝十年，療癒百年：臺灣藝術治療學會十周年專刊》供讀者免費瀏覽，內容可幫助讀者對臺灣藝術治療之發展有個概括性的理解。

　　臺灣藝術治療學會網頁：https://www.arttherapy.org.tw/arttherapy/tw/

　　臺灣藝術治療學會十周年專刊網頁：https://www.arttherapy.org.tw/arttherapy/post/post/data/arttherapy/tw/10_anniversary_issue/

國家圖書館出版品預行編目資料

圖解藝術治療/艾美·艾麗·赫克斯特博（Amy Eli Huxtable），嘉林·吳
爾芙·博多納洛（Gaelynn P. Wolf Bordonaro），麗比·施曼克（Libby
Schmanke）著；江學瀅譯. -- 初版. -- 臺北市：商周出版：英屬蓋曼群島商
家庭傳媒股份有限公司城邦分公司發行，2022.03
　面；　公分. --（遊藝。療心；1）
　譯自：A graphic guide to art therapy
　ISBN 978-626-318-181-6（平裝）

1.CST: 藝術治療

418.986　　　　　　　　　　　　　　　111001952

線上版讀者回函卡

遊藝。療心 1

圖解藝術治療

作　　　者/艾美·艾麗·赫克斯特博、嘉林·吳爾芙·博多納洛博士、麗比·施曼克（Amy Eli Huxtable, Dr.
　　　　　　Gaelynn P. Wolf Bordonaro, Libby Schmanke, MS）
譯　　　者/江學瀅
企 劃 選 書/黃靖卉
責 任 編 輯/黃靖卉

版　　　權/吳亭儀、顏慧儀
行 銷 業 務/周佑潔、林詩富、賴玉嵐、吳淑華
總 編 輯/黃靖卉
總 經 理/彭之琬
事業群總經理/黃淑貞
發 行 人/何飛鵬
法 律 顧 問/元禾法律事務所 王子文律師
出　　　版/商周出版
　　　　　　台北市 115 台北市南港區昆陽街 16 號 4 樓
　　　　　　電話：(02) 25007008　傳真：(02)25007759
　　　　　　E-mail：bwp.service@cite.com.tw
　　　　　　Blog：http://bwp25007008.pixnet.net/blog
發　　　行/英屬蓋曼群島商家庭傳媒股份有限公司城邦分公司
　　　　　　台北市 115 台北市南港區昆陽街 16 號 8 樓
　　　　　　書虫客服服務專線：(02)25007718；(02)25007719
　　　　　　服務時間：週一至週五上午 09:30-12:00；下午 13:30-17:00
　　　　　　24 小時傳真專線：(02)25001990；(02)25001991
　　　　　　劃撥帳號：19863813；戶名：書虫股份有限公司
　　　　　　讀者服務信箱：service@readingclub.com.tw
　　　　　　城邦讀書花園：www.cite.com.tw
香港發行所/城邦（香港）出版集團有限公司
　　　　　　香港九龍土瓜灣土瓜灣道86號順聯工業大廈6樓A室
　　　　　　E-MAIL：hkcite@biznetvigator.com
　　　　　　電話：(852)25086231　傳真：(852)25789337
馬新發行所/城邦（馬新）出版集團【Cite (M) Sdn. Bhd.】
　　　　　　41, Jalan Radin Anum, Bandar Baru Seri Petaling,
　　　　　　57000 Kuala Lumpur, Malaysia.
　　　　　　Tel: (603) 90563833　Fax: (603) 90576622
　　　　　　Email: services@cite.my

封 面 設 計/斐類設計工作室
排　　　版/邵麗如
印　　　刷/中原造像股份有限公司
經 銷 商/聯合發行股份有限公司
　　　　　　地址：新北市 231 新店區寶橋路 235 巷 6 弄 6 號 2 樓
　　　　　　電話：(02) 2917-8022　Fax: (02) 2911-0053

■ 2022 年 3 月 10 日初版一刷　　　　　　　　　　　　　Printed in Taiwan
■ 2024 年 8 月 9 日初版 3 刷
定價 420 元

城邦讀書花園
www.cite.com.tw